Compendio de Heridas

EDITOR: *Diego Molina Ruiz*

Copyright © 2018 Diego Molina Ruiz

Edita: Molina Moreno Editores molina.motrno.editores@gmail.com

Diseño de portada: Diego Molina Ruiz

Imagen de portada: María López Zapata

Título de la obra: Compendio de Heridas

Libro número 15. /Nº de Páginas: 224

Serie: Notas sobre el cuidado de Heridas

Primera edición: 4 de Septiembre de 2018

Editor: Diego Molina Ruiz

All rights reserved / Todos los derechos reservados

ISBN: 9781720074250
SELLO: Molina Moreno Editores

Edición impresa en papel y ebook disponible en:
www.amazon.es y en las mejores librerías especializadas

TÍTULO DE LA OBRA: COMPENDIO DE HERIDAS

LIBRO NÚMERO 15
SERIE: NOTAS SOBRE EL CUIDADO DE HERIDAS

EDITOR:

DIEGO MOLINA RUIZ

EDITOR: *Diego Molina Ruiz*

COMPENDIO DE HERIDAS

LIBRO NÚMERO 15
SERIE: NOTAS SOBRE EL CUIDADO DE HERIDAS

AUTORES:

ALBA FLORES REYES (5 CAPÍTULOS)
JUAN MANUEL RODRÍGUEZ FUENTES (2 CAPÍTULOS)
ANTONIA MARÍA CAMPOS CAZORLA
MIREYA CANO BARRANCO
LUCÍA CABALLERO MARCOS
ANA RÍOS CHAPARRO
ANTONIO LÓPEZ CUESTA
MIRIAM PEREIRA MARTÍN
EMILIO JOSÉ NADALES MORAL
MARÍA DEL CARMEN ROLDÁN POLO
SONIA RIVAS RIUS
Mª MERCEDES MURILLO VÁZQUEZ (3 CAPÍTULOS)
ELENA SOSA CORDOBÉS
MARÍA AUXILIADORA GÓMEZ PACHECO
JAVIER GARCÍA GÓMEZ
ÓSCAR CABRERA JIMÉNEZ
GLORIA BERMEJO PÉREZ (2 CAPÍTULOS)
LAURA DELGADO MÁRQUEZ (2 CAPÍTULOS)
DIEGO MOLINA RUIZ (EDITOR)

EDITOR: *Diego Molina Ruiz*

DEDICATORIA

El presente libro en particular y la colección "Notas sobre el Cuidado de Heridas" a la que pertenece, en general, van dedicados a todas las personas que padecen alguna de las lesiones que aquí se tratan. A las personas que las cuidan, sean familiares, profesionales o amigos. Y también a toda la persona interesada en conocer o practicar todo el saber que su lectura ofrece.

¡Salud y Ánimo!

Diego Molina Ruiz

CONTENIDO

1	Heridas Agudas	1
2	Quemaduras	13
3	Heridas Traumáticas	31
4	Heridas Quirúrgicas	47
5	Heridas Crónicas	63
6	Heridas Infectadas	75
7	Lesiones cutáneas	89
8	Cuidados de Ostomías	103
9	Cuidados de Traqueostomías	117
10	Derivaciones Urinarias	131
11	Úlceras por Presión	145
12	Pie Diabético	161
13	Úlceras Vasculares	177
14	Úlceras de Extremidad Inferior	191

AGRADECIMIENTOS

A todo el elenco de autores que han hecho posible la elaboración del presente libro y en su conjunto toda la colección que forman la serie denominada "Notas sobre el Cuidado de Heridas". Un equipo de profesionales que destacan por su incansable interés por la innovación basada en la evidencia. El conocimiento apoyado por la investigación y la experimentación de prácticas clínicas que conforman la experiencia del trabajo diario. Con la observación y recogida de las anotaciones necesarias para ser plasmadas y compartidas a través los textos incluidos en ésta obra.

1 HERIDAS AGUDAS

AUTORÍA:
Alba Flores Reyes
Juan Manuel Rodríguez Fuentes

Referencia: Flores Reyes A, Rodríguez Fuentes JM. Heridas Agudas. Notas sobre el cuidado de Heridas. Huelva: Molina Moreno Editores; 2016.

1. INTRODUCCIÓN
El presente capítulo servirá como ayuda para el día a día de los profesionales de enfermería enfocado al contexto de las heridas agudas.
Nuestro objetivo principal al desarrollar este capítulo es conseguir un abordaje terapéutico actualizado para realizar los cuidados de una herida aguda en todas sus fases, realizando las técnicas más actuales basadas en la evidencia científica.
Otro de los objetivos es realizar una guía de fácil y rápido acceso a los profesionales para resolver dudas, o poder seguir una línea de actuación en el abordaje integral de una herida aguda.

2. CONCEPTOS PREVIOS

2.1 DEFINICIÓN
Una herida aguda se define como la disrupción de estructuras anatómicas y funcionales normales causada generalmente por intervenciones quirúrgicas, traumatismos u otras agresiones a la piel, que sigue un proceso de cicatrización dinámico, ordenado y predecible en el tiempo que concluye con la restauración de la integridad anatómica y funcional del tejido inicialmente afectado en, aproximadamente, 30 días desde la lesión[1,2].

2.2 CLASIFICACIÓN

Basamos nuestra clasificación en función del agente etiológico al ser la más relevante desde un punto de vista pronóstico y terapéutico. Esta clasificación diferencia las heridas agudas en[2]:

Quemaduras o abrasiones: en cualquiera de sus cuatro grados de gravedad.
Heridas traumáticas: heridas punzantes, incisas, contusas, laceradas, avulsivas, amputaciones, etc.
Heridas quirúrgicas: aquellas ocasionadas por una intervención quirúrgica.
Lesiones cutáneas: causadas por infecciones bacterianas, víricas, por micosis, zoonosis, etc.

3. EXPLORACIÓN Y VALORACIÓN

Ante un paciente con herida aguda, el profesional de enfermería comienza explorando y valorando desde un enfoque holístico, continuando con el tratamiento de la herida y del dolor y evaluando la efectividad del tratamiento y evolución en la herida. Una correcta valoración es imprescindible ya que forma los cimientos para la planificación del tratamiento y evaluación de los resultados[1,2].

Enfermería debe explorar y valorar la herida teniendo en cuenta factores locales de la zona y sistémicos del paciente. Por una parte, dentro de los factores locales cabe valorar la etiología de la lesión, el tiempo transcurrido desde la lesión, región anatómica de la herida, extensión, forma, longitud, anchura y profundidad, presencia o no de hemorragia, aspecto del lecho de la herida y bordes, presencia o no de cuerpos extraños, estructuras contiguas afectadas, estado de la piel perilesional, presencia o no de dolor y si hay o no signos de infección. Por otra parte, valorando los factores sistémicos del paciente, debemos atender a su edad, sus enfermedades, estado nutricional, antecedentes farmacológicos y estado de la persona afectada[1,2].

Durante la exploración, el enfermero debe asegurar la intimidad del paciente, dar explicaciones de los procedimientos a realizar, asegurar una buena comunicación, aportar información, seguridad y apoyo emocional. Además, debe mantener un entorno adecuado en iluminación, seguro y tranquilo, mantener la máxima asepsia posible de manos e instrumentos utilizados en la práctica, y las correctas técnicas empleadas por el profesional ayudarán a evitar complicaciones como la infección[2].

4. TRATAMIENTO

El abordaje y manejo de las heridas agudas será diferente de unas a otras, pues su tratamiento dependerá de múltiples factores como el tipo de herida, su etiología, tiempo desde que se produjo y por supuesto la individualidad de cada paciente. No obstante, existen unos objetivos comunes que se deben tener en cuenta ante una herida de cualquier índole:

Controlar las consecuencias inmediatas, como son hemorragias, lesiones internas...[3].

Aislar la herida del medio externo con el fin de prevenir complicaciones tardías como la infección[3,4].

Eliminar el tejido desvitalizado, favoreciendo el proceso de cicatrización y alcanzar la restitución anatómica de la zona[3,4].

4.1. GENERALIDADES

Ante la llegada de una herida debemos actuar siguiendo una metodología de trabajo específica, la cual comienza con la valoración de la herida, teniendo en cuenta aspectos tales como causa, tiempo de evolución, localización anatómica, extensión, contaminación, etc[5]. Todas estas observaciones deben ser registradas a la llegada del paciente en la Anamnesis que debe ir siendo completada durante todo el proceso de curación junto con las características especiales del paciente como enfermedades de base, medicación prescrita y vacunación, entre otras. Es muy importante realizar este registro de forma detallada y minuciosa para garantizar una continuidad en los cuidados y poder comparar resultados en cada cura, para, así, poder hacer una evolución continua de la herida y evitar posibles complicaciones, entre ellas, la más frecuente y de mayor impacto, la infección[2,4]. A pesar de su incidencia, no es complicado evitarla si se realiza un manejo adecuado de la herida.

Las actuaciones claves de enfermería en el proceso de curación que contribuyen esencialmente en la evitación y erradicación de la infección son los siguientes[2,4,6,7]:

La limpieza de la herida con suero salino al 0,9% es esencial, así como la técnica, a presión y arrastre por gravedad. De esta forma evitamos dañar tejidos sanos con la fricción.

El uso de antisépticos sería otra medida útil que podemos usar ante una herida que ya esté contaminada o que presente riesgo de infección. Los más utilizados son los derivados yodados, clorhexidina y agua oxigenada.

Por último, los desbridamientos mediante diferentes técnicas son una solución para eliminar el tejido desvitalizado facilitando la cicatrización.

Cuando la herida esté limpia y desinfectada, procederemos a su cierre, el cual puede abordarse de diferentes formas según las características de la herida, diferenciando entre cierre primario, secundario y terciario o diferido[5,6,8]. A la hora de cerrar una herida también podremos elegir el método, por suturas, grapas o puntos de aproximación, los más frecuentes, decantándonos por uno u otro en función del tipo de piel y la zona anatómica[2,5].

4.2. SEGÚN EL TIPO DE HERIDAS.

Los tipos de heridas más frecuentes que nos podemos encontrar son, según su etiología:

Las quemaduras, donde lo principal es retirar el agente etiológico y la hidratación de la zona afectada, así como identificar el grado de la quemadura y eliminar las posibles flictenas[4,6,7,9,10].

En los colgajos, debemos valorar la posibilidad de suturar la "V", o en pieles muy finas dejar que cierren por segunda intención[6,11].

Las heridas en la cara son las que mejor cicatrizan por la abundante vascularización de la zona pero son con las que debemos tener más precauciones por razones estéticas[6,11,12].

En las heridas en las manos debemos garantizar que la funcionalidad nerviosa y tendinosa no ha sido afectada pidiéndole al paciente que realice movimientos con los dedos y el conjunto de la mano[3,11].

En las heridas punzantes es muy importante determinar la anchura y profundidad de la misma para saber si ha afectado a estructuras internas. Se pueden suturar por primera intención siempre y cuando no hayan sido causadas por una mordedura. Por último, si están causadas en extremidades, se deben realizar exámenes motores y sensitivos para afianzar que no existe afectación nerviosa y/o tendinosa[11,12].

Las heridas quirúrgicas son heridas limpias realizadas en condiciones de asepsia. No obstante, no están exentas de infección y es preciso curarlas con antiséptico y ser tapadas con apósitos secos y estériles[13].

Las heridas por mordeduras se deben limpiar y desinfectar con antiséptico y dejar cerrar por segunda o tercera intención, no siendo aconsejable la primera intención porque favorece la aparición de infección. Es importante identificar el causante de la mordedura (animal o humano) para realizar las vacunaciones oportunas así como de una profilaxis antimicrobiana inmediata[6,12,14].

4.3. MODALIDADES DE CURA. EN AMBIENTE HÚMEDO Y TERAPIA DE PRESIÓN NEGATIVA.

Ambiente húmedo: los apósitos utilizados en las curas deben favorecer el ambiente húmedo de la herida, ya que ha sido demostrada su eficacia frente a las curas en ambiente seco. Es importante reevaluar constantemente el estado del apósito (limpieza, adherencia a la piel, etc.) por si fuese necesario colocar otro. También, con la evolución de la herida hacia la cicatrización o el empeoramiento con la presencia de complicaciones como la infección, será necesaria la utilización de varios tipos de apósitos que cubran las necesidades terapéuticas de la herida en cada momento del proceso[15].

Terapia de presión negativa: se trata de una modalidad de cura en ambiente húmedo en la que se utiliza la presión negativa (a modo de succión), para el abordaje de heridas agudas y crónicas de múltiples etiologías, en las que se propicia el crecimiento de tejido de granulación y la atracción de los bordes hacia el centro. Su mecanismo consiste en aplicar sobre la herida un apósito especial conectado a un tubo succionador y este a una bomba de vacío, el cual ejerce una presión uniforme sobre toda la superficie de la herida. Sus principales ventajas son propiciar un ambiente húmedo, eliminar el exceso de fluidos y exudados, disminuir la colonización bacteriana y estimular la granulación tisular, entre otras[15,16].

5. MANEJO DEL DOLOR
El dolor es una experiencia sensorial y emocional desagradable asociada a daño tisular real o potencial, que se describe en términos de daño[1,17].
El tipo de dolor característico de las heridas agudas es el dolor agudo (de duración de menos de 30 días), nociceptivo (producido por el daño real de los tejidos, activando los nociceptores) y somático (por el daño de tejidos superficiales y/o profundos como son la piel y huesos respectivamente)[1,17]. Puede valorarse mediante escalas de valoración de manera rutinaria, como son la escala analógica-visual (EVA), escala analógica-visual (EVA) modificada o escala numérica análoga (ENA)[1,17,18,19]. Junto a esto, el dolor puede tratarse con unas medidas farmacológicas, no farmacológicas y/o tratamiento quirúrgico[1,19].

6. CICATRIZACIÓN
La cicatrización es un proceso biológico por el cual los tejidos vivos actúan reparando o sustituyendo los tejidos dañados o destruidos. Podemos dividir la cicatrización según sus fases o según aquellos tipos que existen. Las fases son[20,21]:
Fase de inflamación: ocurre aproximadamente tras producirse la lesión y puede alargarse hasta 6 días. Es un mecanismo protector del cuerpo para proteger los tejidos afectados y, tras esto, poder comenzar con la regeneración del tejido.
Fase de coagulación: comienza un poco más tarde que la inflamación. Intenta evitar la pérdida de sangre que se puede producir por la lesión a través de los coágulos. Además, tiene interacciones con la fase inflamatoria y de regeneración.
Fase de proliferación o regeneración: esta fase es un punto medio entre la coagulación y la maduración tisular, puede durar desde 5 días hasta 14 en función de la herida. En esta fase comienza ya la reparación epitelial y la revascularización de la zona de la herida.
Fase de maduración: se recupera la funcionalidad del tejido dañado, volviendo a la normalidad. Dura desde que se consigue llegar a la fase regenerativa hasta el final de la herida en el que se consigue la cicatrización completa.
Tipos de cicatrización[20,21]:
Cicatrización por primera intención: se produce en una herida uniforme, realizada de forma aséptica e incisa y en la que es posible la aproximación inmediata de los bordes.
Cicatrización por segunda intención: hay pérdida de tejido impidiendo la cicatrización por primera intención, o tenemos infección impidiendo la

sutura de la herida.
Cicatrización por tercera intención: combinación de aquellos dos tipos nombrados anteriormente.
Factores que modifican la cicatrización:
Los siguientes factores pueden intervenir en la cicatrización a diferentes niveles. Los dividimos en[20, 21]:
Factores locales: Vascularización, distracción, inervación, los agentes corrosivos, tamaño de la herida y mala técnica de sutura.
Factores generales: Nutrición, edad, fármacos y alteraciones endocrinas.

7. COMPLICACIONES

A continuación vamos a nombrar aquellas complicaciones más frecuentes. Pueden actuar solas o de forma conjunta[20, 22, 23]:
Edema: Acumulación o presencia anormal de líquido intersticial en el tejido subyacente.
Infección: De aquellas complicaciones más frecuentes. Su etiología más frecuente es por microorganismos (bacterias o virus).
Dehiscencia: Abertura de los bordes en la cicatrización de una herida quirúrgica
Hipergranulación: Crecimiento en exceso del tejido de granulación que se da durante la fase proliferativa del proceso de cicatrización.
Hemorragias: Salida de forma anormal de sangre de los vasos sanguíneos. Pueden ser externas o internas.
Hematomas: Rotura de pequeños vasos sanguíneos que filtran su contenido dentro del tejido blando que está bajo la piel.

8. RECOMENDACIONES AL ALTA
8.1. MOVILIDAD/REPOSO

Pueden ser varias las recomendaciones al alta una vez tratada la herida aguda según su clasificación, lo que influirá sobre el tratamiento final de la herida y su eficacia, por lo que es necesario que todo enfermero/a tenga nociones de movilidad y reposo, en el que se aconseja al paciente un reposo relativo según posibilidad de movilidad y con elevación de los miembros según la zona afectada.

8.2. VACUNA ANTITETÁNICA

Así como la inoculación de profilaxis antitetánica en las heridas que se presenten contaminadas con el polvo, agua de mar, tierra o heces, con cuerpos extraños, mordeduras, quemaduras, heridas con importante pérdida de continuidad de la piel o traumáticas profundas, y con más de 6 horas sin intervención quirúrgica, e infectadas, tras su posterior limpieza y/o desbridación, según sea conveniente la administración del toxoide tetánico y diftérico (Td) o la inmunoglobulina antitetánica (IGT), atendiendo a las nociones de administración, dosis de presentación y de riesgo así como a las contraindicaciones[24, 25].

8.3. ALIMENTACIÓN/ NUTRICIÓN

También es necesario que el profesional de enfermería tenga nociones de alimentación y nutrición debido a que estas juegan un papel muy importante en los procesos fisiológicos del cuerpo humano y por ende en el proceso de restauración de los tejidos. Por ello es esencial seguir una dieta equilibrada y mantener un peso adecuado, ya puede reducir el riesgo de padecer enfermedades como malnutrición, obesidad, déficit vitamínico, deshidratación, infección, sepsis, hipo o hiperglucemia y trastornos de la coagulación, que originan complicaciones y agravamientos de la herida. Además, una adecuada alimentación permite alcanzar una ingesta de energía adecuada para poder realizar todas las funciones vitales del organismo, y en concreto favorecer una buena cicatrización de la herida, por lo que es esencial la nutrición tanto para la prevención como para el tratamiento de éstas[26,27].

En concreto, hemos aportado una serie de recomendaciones acerca del efecto que producen los micro y macronutrientes desde la hemostasia hasta la maduración y curación de la herida[28]. Por un lado los macronutrientes, proteínas se encargan de la cicatrización de las heridas siendo necesario tomar 1-1,5g/kg/día; los ácidos grasos, entre los que destaca el omega-3 influyendo en la reparación de tejidos y curación de heridas gracias a su respuesta inflamatoria, coagulación, agregación plaquetaria y respuesta de citocinas; y lípidos, los cuales mantienen un adecuado estado de hidratación celular y en procesos inmunitarios[26].

Podemos destacar entre los micronutrientes las vitaminas y oligoelementos. En cuanto a las vitaminas más destacadas en el proceso de cicatrización nos encontramos con la vitamina A (Retinol), vitamina C (Ácido Ascórbico), vitamina E (Tocoferol), vitamina K (Filokinona), y las vitaminas del grupo B[27]. Los oligoelementos más favorecedores en el proceso de prevención y recuperación de la herida aguda son el Zinc (Zn), Hierro (Fe), Cobre (Cu), Ácido alfa-lipoico (ALA), Selenio (Se) y Manganeso (Mn),[25] los cuales repercuten favorablemente en el proceso de prevención y recuperación de la herida aguda. Ambos, vitaminas y oligoelementos, se pueden adquirir mediante la alimentación o en su forma suplementada cuando la dieta tiene déficit de estos micronutrientes, nunca tomándolos en exceso para evitar cualquier efecto negativo.

8.4. CUIDADOS DE LA PIEL PERILESIONAL

No se debe olvidar el cuidado de la piel perilesional o circundante, debido a que a la hora de tratar la herida, ésta estará delimitada por la piel perilesional, y el hacer correctamente la cura dependerá del adecuado trato de ambas para lograr con éxito la curación, debido a que si no puede ser un factor de riesgo de una futura herida en la zona perilesional o del agravamiento de la misma[30,31]. Por tanto, deben inspeccionarse diariamente, evitando la humedad, presión, roce o fricción y llevar una higiene adecuada con jabón o solución de Ph neutro en suaves toques, dejando la piel lo más seca e íntegra posible y, posteriormente, protegerla de posibles lesiones mediante apósitos hipoalergénicos o protectores cutáneos no irritantes, en concreto, el uso del Cavilon Película Barrera No Irritante (PBNI) cada 72 horas[30,31]. También debemos considerar otros productos a aplicar en la piel perilesionada, ateniendo a si son recomendados, como son la vaselina, jabones y detergentes de pH próximo a la piel, corticoides bajo prescripción médica, y miel para la prevención de la maceración, debido a que existen otros productos no recomendados como son los cosméticos, aceites grasos hiperoxigenados, disolventes, potenciadores de la adhesión, lanolina, u otros con deficiente evidencia como son los aceites naturales, fitoterapia, soluciones limpiadoras, vitamina E tópica, óxido de zinc y pasta de karaya, o antisépticos (povidona yodada), que no beneficiaran a la recuperación y curación de la herida[31].

9. RESUMEN

Una herida aguda es aquella caracterizada por la disrupción de estructuras anatómicas y funcionales cuya etiología puede ser de índole muy diversa. Sigue un proceso de cicatrización dinámico tras el cual se reinstaura la integridad de la piel en un tiempo aproximado de 30 días desde la lesión.

Es muy importante la labor de Enfermería, desde la exploración y valoración hasta el abordaje terapéutico de la herida, manteniendo siempre una visión holística del paciente y aportando elementos esenciales en los cuidados como la intimidad y la información.

Como este tipo de heridas se producen por agentes causales muy diversos es también muy ambiguo y amplio las presentaciones anatómicas, extensiones, etc., por tanto, la forma de abordar la herida para conseguir su cicatrización sin complicaciones, es también muy variada y será a criterio de Enfermería la utilización de una técnica u otra. No obstante, existen pasos terapéuticos comunes independientemente del agente etiológico, como son la limpieza de la herida, utilización de antiséptico (a criterio de Enfermería), cierre de la herida (por primera, segunda o tercera intención) y protección de la misma con un apósito que propicie el ambiente húmedo. En ocasiones, las curas suelen ser dolorosas, por tanto, debemos tener en cuenta el control y alivio del dolor, midiendo principalmente su intensidad.

A lo largo de todo el proceso de curación debemos realizar un seguimiento de la evolución de la herida, y para ello, conocer las fases de cicatrización: inflamación, coagulación, proliferación o regeneración y maduración.

Por último, debemos asegurar la continuidad de los cuidados mediante una serie de recomendaciones realizadas tanto al alta como durante el proceso de curación. Estas recomendaciones, abarcan aspectos como la vacunación antitetánica, aspectos alimenticios, cuidados de la piel perilesional, etc., siempre utilizando la metodología enfermera a través de las taxonomías NANDA, NOC y NIC, referentes en unos cuidados de calidad.

10. BIBLIOGRAFÍA

1. Muñoz Rodríguez A, Ballesteros Úbeda MV, Escanciano Pérez I, Polimón Olibarrieta I, Díaz Ramírez C, González Sánchez J, Aparicio Martín A, Sánchez Mirantes A, Búa Ocaña S, López Hernández R, Caballero Romero MA. Manual de protocolos y procedimientos en el cuidado de las heridas. Madrid: Hospital Universitario Móstoles; 2011.

2. García González R, Gago Fornell M, Chumilla López S, Gaztelu Valdés V. Abordaje de enfermería en heridas de urgencias. Gerokomos. 2013; 24(3):132-138.

3. López Pérez J, Rodríguez Borbolla FJ. Cuidados de las heridas. Manual de atención enfermera en heridas y suturas; 2003: p. 41-50.

4. Gutiérrez Pérez MI, Lucio-Villegas Menéndez ME, López González L, ArestéLluch N, Morató Agustí L, Pérez Cachafeiró S. Uso de los antisépticos en Atención Primaria. Atención Primaria; 2014; 46 (2): 10-24.

5. Rodríguez Rodríguez MJ, Gómez Enrique C. Nursinginterventionsurgent in handinjury: clinical case. Revista Páginasenferurg.com; 2011; 2 (8): 10_17. [Consultado: 16/04/2016]. Disponible en: www.paginasenferurrg.com/revistas/2010/diciembre/heridamano.pdf

6. Alexander T. Trott M. Heridas y Cortes. Tratamiento y sutura de urgencia. ELSEVIEL; 2007.

7. Ordoñez Ropero J, Erdozain Campo ML, Llorens Ortega R. Piel. Manual CTO de Enfermería. Procedimientos y técnicas. 6ª Edición. 2015. ed.: CTO Editorial. p. 1560-1565.

8. Eliya-Masamba MC, Banda GW. Primary closure versus delayed closure for non bite traumatic wounds within 24 hours post injury. Cochrane Database of Systematic Reviews. 2013, Issue 10. Art. N°: CD008574.DOI:10.1002/14651858.CD008574.pub3 [Consultado: 01/05/2016]. Disponible en: http://onlinelibrary.wiley.com/doi/10.1002/14651858.CD008574.pub3/epdf

9. Esteban S. Tratamiento de las ampollas en las quemaduras de segundo grado superficial. Revisión bibliográfica desde diferentes puntos de vita.

Enfermería Clínica; 2010; 20 (1): 66-67.

10. García Collado F, Álvarez Millán S, Ramírez Pizano AM, Rivera Fernández C, García Murillo M, Franco García EM. Quemaduras dérmicas superficiales: pauta de actuación con apósito primario único de hidrofibra AG en Atención Primaria. Enfermería Dermatológica. 2014; año 8 (22): 10-21. [Consultado: 10/04/2016] Disponible en: Dialnet-QuemadurasDermicasSuperficiales-5014760.pdf

11. Oltra E, González C, Mendiolangoitia L, Sánchez P. Heridas especiales. Suturas y Cirugía Menor para Profesionales de Enfermería. Segunda Edición ed.: Editorial Médica Panamericana; 2007. p. 151-160.

12. Álvez Gonzáles F. Infecciones por mordeduras y heridas punzantes. En Protocolos diagnósticos-terapéuticos de la AEP: Infectología pediátrica. Ediciones Ergon. Madrid; 2011.

13. San Martín Loyola A. Cura de heridas quirúrgicas. Protocolo de Actuación. Trabajo Fin de Grado de Enfermería. Universidad Pública de Navarra. 2014. [Consultado: 03/05/2016]. Disponible en: http://academicae.unavarra.es/bitstream/handle/2454/11280/AguedaSanMartinLoyola.pdf?sequence=1&isAllowed=y

14. López Pérez J, Rodríguez Borbolla FJ. Conceptos generales sobre traumatismos. Manual de atención enfermera en heridas y suturas; 2003: p. 11-22.

15. Ramón Pérez C. Cuidados de la herida quirúrgica. Avances. Trabajo de Fin de Grado de Enfermería. Universidad de Jaén. 2014.

16. Buendía Pérez J, Vila Sobral A, Gómez Ruiz R, Qiu Shao SS, Marré Medina D, Romeo M, Rodríguez-Losada Marco G, Aubá Guedea C, Hontanilla Calatayud B. Tratamiento de heridas complejas con terapia de presión negativa. Experiencia en los últimos 6 años en la Clínica Universitaria de Navarra, Pamplona (España). Cirugía Plástica Iberolatinoamericana. 2011; 37 (1): 65-71.

17. Who: WorldHealthOrganization [internet].Directrices de la OMS sobre el tratamiento farmacológico del dolor persistente en niños con enfermedades médicas. 2012.Disponible en: http://www.who.int/medicines/areas/quality_safety/3PedPainGLs_coverspanish.pdf

18. 1aria [internet]. Escalas de valoración del dolor. Actualizado Diciembre 2012. Disponible en: http://www.1aria.com/docs/sections/areaDolor/escalasValoracion/EscalasValoracionDolor.pdf

19. Belén Larrea A., Marcela Ávila Á., Cindy Raddatz M. Manejo del dolor en pacientes quemados. Rev. chil. anest. 2015;44(1):78-95.

20. Y. García Álvarez, R. J. Molinés Barroso. Enfermería medicoquirúrgica 4: Piel. Tomo II, 6º Edición. CTO Editorial, S. L. 2014.

21. M. A. Allué Gracia, M. S. Ballabriga Escuer, E. Clerencia Sierra, l. Gállego Domeque, A. García Espot, M.T. Moya Porté. Heridas crónicas: Un abordaje integral. Colegio Oficial de Enfermería de Huesca D. L.: Hu. 214/2012

22. Sociedad Argentina de Dermatología. CONSENSO SOBRE CICATRIZACIÓN DE HERIDAS. Argentina.2008. [Citado en 14 de Marzo de 2016]Disponible en: http://www.sad.org.ar/revista/pdf/cicatrizacion.pdf

23. R. Fernando García González, Manuel Gago Fornells, Sol Chumilla López, Victoriana Gaztelu Valdés. Abordaje de enfermería en heridas de urgencias. GEROKOMOS 2013; [Citado en 14 de Abril de 2016] 24 (3): 132-138. Disponible en: http://scielo.isciii.es/pdf/geroko/v24n3/helcos2.pdf

24. Leyva Rodríguez F. Heridas y Cicatrización en Enfermería. Madrid: Meda Pharma, S.A; 2012.

25. CAV de la AEP: Comité Asesor de Vacunas de la Asociación Española de Pediatría [Internet]. Madrid: Merino Moína M; [actualizado Nov 2014; Citado 2/2/2016 consulta]. Tétanos. Disponible en: http://vacunasaep.org/profesionales/enfermedades/tetanos

26. Verdú Soriano J, Perdomo Pérez E. Nutrición y Heridas Crónicas [Internet]. Serie Documentos Técnicos GNEAUPP nº 12. Logroño: GNEAUPP; 2011. [Actualizado 2011; citado 23/3/2016] Disponible en: http://gneaupp.info/nutricion-y-heridas-cronicas/

27. Verdú J, Berenguer M, Sierra I, Perdomo E. Importancia de la nutrición en el tratamiento de heridas. Revista Chilena de Heridas y Ostomías [Internet]. 2014[14/2/2016]; 5: 5-11. Disponible en:

www.inheridas.cl/PHP/docgestorgral.php?ref=93

28. Carrera Castro C. En la naturaleza está la respuesta: "Micronutrientes: las vitaminas, agentes terapéuticos en las heridas". Enfermería Global [Internet]. 2013. [20/2/2016]; (31): 273-289. Disponible en: http://revistas.um.es/eglobal/article/view/152041/150021

29. Gago Fornells M, García González R. Cuidados de la piel Perilesional. Fundación 3M y DrugFarma, S.L. ; 2006.

30. Barón Burgos MM, Benítez Ramírez MM, Caparrós Cervantes A, Escarvajal López ME, Martín Espinosa MT, Moh Al-Lal Y, et al. Guía para la Prevención y Manejo de las UPP y Heridas Crónicas. [Internet]. Madrid: Instituto Nacional de Gestión Sanitaria; 2015. [21/3/2016]. Disponible en: http://www.ingesa.msssi.gob.es/estadEstudios/documPublica/internet/pdf/Guia_Prevencion_UPP.pdf

31. Enfermería CiudadReal [Internet]. Ciudad Real; 2013 [actualizado 19 Feb 2013; Citado [15/3/2016]. Cuidado y tratamiento de la piel perilesional. Disponible en: http://www.enfermeriadeciudadreal.com/cuidado-y-tratamiento-de-la-piel-perilesional-135.htm

2 QUEMADURAS

AUTORÍA:
Antonia María Campos Cazorla
Mireya Cano Barranco

Referencia: Campos Cazorla AMª, Cano Barranco M. Quemaduras. Notas sobre el cuidado de Heridas. Huelva: Molina Moreno Editores; 2016.

1. INTRODUCCIÓN
Las quemaduras son lesiones, que originan una descomposición orgánica de los tejidos y mucosas a los que afecta. Pueden ser producidas por diferentes agentes externos, entre los cuales se encuentran el contacto con el calor, los objetos calientes, fuego o vapores, la electricidad, sustancias químicas, radiaciones o incluso mecanismos de fricción o la acción del propio frío.[1]
Generalmente las quemaduras domésticas, son las más frecuentes, y se deben al contacto con líquidos o sólidos calientes, y no tanto al contacto con el fuego. Sin embargo, las quemaduras en el entorno laboral se dan en menor número y se suelen originar principalmente por sustancias químicas, eléctricas, llamas o explosiones.

2. FISIOPATOLOGÍA
La piel es el principal órgano afectado tras una quemadura.[2] Tiene varias funciones, entre las que se encuentra: aislar al organismo del medio exterior, participar en el balance hidroelectrolítico, regular la temperatura corporal, y además es el órgano encargado de uno de los cinco sentidos, el tacto.[3]
Teniendo en cuenta los diferentes mecanismos fisiológicos a nivel sistémico que se producen tras una quemadura, podemos conocer el estado clínico patológico del paciente.

Las quemaduras producen en primer lugar lesiones locales por acción directa de la fuente de calor, o energía, generando una serie de alteraciones tanto a nivel local, como a nivel sistémico, las cuales dependerán de la superficie corporal quemada, y no en sí de la profundidad de ellas.

Las lesiones cutáneas se pueden dividir en tres grupos dependiendo de la zona afectada. La principal zona afectada donde se aprecia zona de necrosis y no hay células viables; la región adyacente a ésta, en la que las lesiones son menores, y el área más alejada de la quemadura, presenta lesiones leves y hay células viables [2,4].

En el momento de la quemadura, se produce una vasoconstricción con disminución de la perfusión tisular periférica; y posteriormente se produce una elevación de la temperatura que favorece una serie de fenómenos inflamatorios con vasodilatación y aumento de la permeabilidad capilar, tanto a nivel local como a nivel sistémico [4,5].

Las primeras 48 horas se caracterizan por la extravasación de líquidos y proteínas desde el compartimento vascular al intersticial, debido a alteraciones en la membrana capilar y en las presiones. Todo ello, da lugar al edema característico de la fase aguda [4,5].

Igualmente este trasvase de líquido desde el compartimento plasmático al intersticial se produce en la zona no quemada, dando lugar a la hipovolemia que acompaña a la fase aguda de las quemaduras graves [4,5].

Este trasvase de líquido y proteínas es proporcional a la superficie quemada y por tanto a la extensión y profundidad de la herida.

La agresión térmica desencadena un proceso inflamatorio, dando lugar a una respuesta antiinflamatoria en la zona afectada que a su vez inducirá una respuesta sistémica. Este estado de inflamación generalizada, se denomina como síndrome inflamatorio sistémico con la aparición de un cuadro clínico característico [2,4].

La liberación masiva de mediadores inflamatorios y de líquido al espacio intersticial, hace que el volumen plasmático disminuya, así como el retorno venoso, comprometiendo al gasto cardíaco y a las resistencias vasculares sistémicas [4].

La hipovolemia, por trasvase de líquido al tercer espacio y las pérdidas sensibles a través de la quemadura, produce un severo compromiso de la hemodinámica que puede derivar en un fracaso multiorgánico, y en grandes complicaciones, como es el shock hipovolémico [4].

En cuanto a la función pulmonar se observan los incrementos de las resistencias pulmonares tras la quemadura, produciéndose alteraciones más intensas cuando se asocia con la inhalación de humo [3,4].

Tras la inhalación de humo o monóxido de carbono, éste es captado por la hemoglobina, reduciendo la afinidad de ésta por el oxígeno. Este proceso reduce el aporte de oxígeno a los tejidos, manifestándose con hipoxemia y ansiedad [3,4].

Cuando tiene lugar una quemadura en las vías aéreas, a nivel bronquial se produce un aumento de la permeabilidad vascular pulmonar del flujo sanguíneo, y da lugar a edema de las vías aéreas superiores y a un aumento de las secreciones bronquiales que obstruirán parcialmente las vías aéreas [3,4].
El efecto térmico está limitado a las vías aéreas superiores por lo que no afectará al árbol bronquial, ya que el aire caliente se enfriará antes de llegar [3,4].
Las lesiones en la mucosa orofaríngea y el daño tisular en las vías aéreas producido por sustancias químicas generan necrosis, descamación del epitelio e inflamación, produciendo el taponamiento de las vías aéreas. Entre los problemas más frecuentes se encuentran la atelectasia, enfisema en el parénquima pulmonar, la fibrosis pulmonar, llegando incluso a insuficiencia pulmonar y la bronconeumonía, o síndrome del distrés respiratorio del adulto [3,4].
A nivel endocrino metabólico, el ritmo metabólico basal es elevado en pacientes con quemaduras extensas. Tras el período inicial aparece una respuesta hormonal exagerada, dando lugar al llamado estrés metabólico, el cual produce un aumento del gasto energético y del catabolismo proteico mayor [4].
Este hipercatabolismo actúa sobre aquellos niveles de glucemia, ya que se produce liberación de glucagón en mayor medida que la de insulina, dando lugar a una hiperglucemia como consecuencia de una resistencia periférica a ésta [4].
Debido al catabolismo proteico y de grasa corporal, hay una pérdida de masa muscular y masa grasa, denotándose importante pérdida de peso [4].
A un nivel hematológico se produce así una hemólisis aguda debida principalmente a la destrucción de los eritrocitos al contacto con el calor. Aun así, la pérdida de líquido intravascular es mayor a la de la masa eritrocitaria por lo que hematocrito estará elevado. Esta hemoconcentración dará lugar a una anemia, como consecuencia de las diversas alteraciones hemolíticas [4].
El sistema inmune también se encuentra alterado con mayor riesgo de adquirir infecciones, debido al estado de inmunosupresión generalizado que presentan [4].
El principal foco de la infección es la herida, abierta ante multitud de organismos externos. Aunque a pesar de ello, muchas de las bacterias que causan infecciones tienen origen endógeno, a través de la flora nasal, rectal y gastrointestinal, que acentúan aún más el riesgo de sepsis [2,4].
A nivel gastrointestinal, en las primeras horas tras la quemadura, se produce atrofia en la mucosa, con un aumento en la permeabilidad de la pared gastrointestinal, y favoreciendo la creación de un foco infeccioso [4].
Igualmente hay una alteración en la cantidad de agua y electrólitos, debido a la evaporación por la herida y a la hipovolemia a nivel vascular. Con esta

pérdida de agua, el flujo sanguíneo se distribuye hacia aquellos órganos principales, produciéndose vasoconstricción en órganos secundarios [4,6].

Estas variaciones, junto con la isquemia y la falta de alimento, pueden aumentar la producción de toxinas pudiendo ser liberadas al torrente sanguíneo y expandirse a nivel sistémico [4].

En cuanto a las alteraciones renales se produce una disminución del flujo renal, que se verá reflejado en la disminución de la diuresis. Además, una hemólisis extensa puede dar lugar a depósitos de hemoglobina en el túbulo renal, con el consiguiente taponamiento de aquellos mismos produciendo insuficiencia renal [4].

3. CLASIFICACIÓN.

Existen varias clasificaciones para agrupar este tipo de heridas. Las más relevantes son:

3.1 Agente causal o etiología:

- <u>Térmicas</u>: producidas por la exposición a temperaturas extremas. Entre ellas se encuentran las ocasionadas por llamas procedentes de cualquier foco, las producidas por el contacto con sólidos, líquidos o gases muy calientes y las originadas por el frío.
- <u>Químicas</u>: todas aquellas producidas por ácidos, álcalis o cualquier compuesto orgánico. Son de un difícil manejo debido a todos los diferentes compuestos que las pueden ocasionar [7].
- <u>Radiaciones</u>: las más frecuentes son las originadas por la exposición a la radiación ultravioleta (UV) del Sol. Pueden ser leves (sensibilidad al tacto, sensación de tirantez) o graves (dolor, fiebre, escalofríos, náuseas y palpitaciones) [8].
- <u>Eléctricas</u>: lesiones no térmicas causadas por la electricidad. Generalmente originan unos efectos tardíos y lesiones profundas graves afectando a órganos como el corazón o el cerebro. Dentro de este gran grupo se encuentran las producidas por rayos (fulguración), que pueden producir complicaciones cardiovasculares y neurológicas [9].

3.2 Profundidad o grados de la quemadura.

- <u>Quemaduras epidérmicas o de primer grado</u>: afectan a la epidermis donde aparecen unas lesiones eritematosas, no exudativas, sin flictenas, con hipersensibilidad al contacto y sensación de tirantez, picor y escozor [10]. Las más frecuentes son las de tipo solar.
- <u>Quemaduras dérmicas o de segundo grado</u>: afectan a todos los estratos de la epidermis llegando a la dermis, se dividen

a su vez en:
- *Superficiales*: la lesión llega hasta la dermis papilar y su signo más representativo es la aparición de flictenas o ampollas [10].
- *Profundas*: afectan a la capa más profunda de la dermis (dermis reticular). La lesión presenta un aspecto pálido debido al colapso de los capilares [10].

– Quemaduras subdérmicas o de tercer grado: se destruye todo el grosor de la piel, afectando al tejido subdérmico, al tejido subyacente circundante y a los órganos anejos. Son insensibles al tacto ya que se produce necrosis y destrucción de las terminaciones nerviosas[11].

3.3 Extensión.

La valoración de la superficie corporal total quemada (SCTQ) nos indica el riesgo vital. Los métodos más significativos y usados son:
– Regla de los nueve o de Wallace: divide las áreas del cuerpo en porcentajes o múltiplos de 9. Usada en adultos, por ser poco exacta en niños.
– Esquema de Lund y Browder: se usa en niños que sufren quemaduras, detallando las proporciones del niño con respecto a su edad.
– De la palma de la mano o del 1%: quemaduras poco extensas, la palma de la mano de la persona afectada equivale al 1% de la SCTQ.

3.4 Localización:

Las localizaciones más relevantes debido a su difícil manejo y posibles complicaciones posteriores son las ocasionadas en la cara, cuello, pliegues y manos y en la zona genital y perianal.

3.5 Gravedad de la lesión:

La gravedad de las quemaduras, según la *American Burn Association,* se divide en[20]:
– Leves: cuando la superficie corporal quemada (SCQ) es:
  - un 15% o menos de primer o segundo grado en adultos.
  - 10% o menos de primer o segundo grado en los niños.
  - 2% o menos de tercer grado en niños o adultos que no afecten a ojos, orejas, cara o genitales.
– Moderadas: la SCQ es del:
  - 15-25% de segundo grado en adultos.

- 10-20% de segundo grado en niños.
- 2-10% de tercer grado en niños o adultos (que no afecten ojos, orejas, cara o genitales).
  - Graves: cuando la SCQ es:
    - 25% de tercer grado en adulto.
    - >20% de segundo grado en niño.
    - >10% de tercer grado en niños o adultos.

4. QUEMADURA

En el tratamiento de las quemaduras es importante realizar una valoración general del paciente, abordándolo desde una perspectiva integral ya que esto determina en gran medida el tratamiento y las posibles complicaciones.

Una vez estabilizado el paciente, se continúa con la valoración local de la herida, sin olvidar que es muy importante la observación y evaluaciones posteriores para determinar su valoración real, ya que en principio aparece una gran inflamación local.

Para describir el tratamiento de las quemaduras nos vamos a centrar en la clasificación según la profundidad de éstas.

- Quemaduras de primer grado. Afecta a la capa más superficial de la piel, manifestándose un eritema, dolor y prurito. No suele presentar complicaciones ya que se cura en días posteriores. Un ejemplo es la quemadura solar [12, 13].

El tratamiento consiste en enfriar con agua y secar sin frotar. Se hidratará la zona con cremas hidratantes de aloe vera, urea, etc. tantas veces como sea necesaria al día. Lo ideal es dejar la zona sin cubrir excepto en zonas donde el roce pueda producir dolor y la piel pueda desprenderse, en estos casos se recomienda que sean cubiertas [12,13].

En lesiones ya epitelizadas es importante protegerlas del sol, ya que pueden ser más susceptibles a otro posible daño [12, 13].

- Quemaduras de segundo grado. En este tipo de quemaduras, la lesión se extiende hasta la dermis profunda, pudiendo ser de profundidad variable. Suelen producir inflamación, exudado y muy dolorosas. Un signo muy característico es la presencia de ampollas o flictenas por la extravasación del plasma [12, 13].

Las de segundo grado superficial. Afecta a la epidermis y la capa más superficial de la dermis. Cicatrizan en 10 o 20 días y son muy dolorosas. Cuando cicatrizan dejan un cambio de color en la piel pero no pierde la elasticidad. Tras enfriar, aplicar frío las primeras 24-48h para aliviar el dolor y reducir la inflamación. No aplicar pomadas antibacterianas [12,13].

Las de segundo grado profundas alcanzan la zona más profunda de la dermis, siendo su cicatrización más lenta (de 30 días en adelante). Pueden ser o no dolorosas y el vello se cae. Puede progresar a quemadura de tercer grado debido a una infección y suelen dejar secuelas. Se recomienda el uso de sulfadiazina argéntica cada 12 horas para evitar aquellas resistencias bacterianas; y si hubiese esfacelos aplicar colagenasa con un hidrogel cada 24 horas y un apósito de silicona. Aplicar apósitos de plata si la quemadura es exudativa y presenta infección diagnosticada [12, 13].

En cuanto a las flictenas hay distintos criterios de actuación ya que no hay evidencias científicas sobre desbridarlas o el puncionarlas. Según las características de la quemadura se decidirá qué acción podría ser mejor en nuestro caso. [12,13]

En el caso de llevar a cabo una punción, extraemos el líquido precozmente por lo quedará protegida con la propia piel, dejando dos orificios para que no se vuelva a llenar, y se cubrirá para mantener la asepsia. La desbridación, podría ser más beneficiosa en quemaduras grandes, con líquido turbio y presencia de infección. Dejar la ampolla intacta es otra solución a tener en cuenta, sobre todo en aquellas que son pequeñas y con el líquido claro, ya que éste será reabsorbido por sí solo. El manejo dependerá del criterio del profesional y de la valoración que realice de esta [12, 13].

- <u>Quemadura de tercer grado</u>. Alcanza todo el espesor de la piel, incluso tejidos más profundos y anejos cutáneos. No suelen presentar dolor y su regeneración es más difícil requiriendo injertos cutáneos [12,13].
- <u>Quemaduras especiales</u>. Presentan una baja incidencia en la población y la mayoría son tratadas en los centros hospitalarios especializados.
- <u>Quemaduras químicas</u>. Depende de la sustancia que produce la lesión el abordaje es distinto. Aun así, la primera actuación será el lavado de la lesión para eliminar la sustancia de la piel, siendo necesario un lavado con agua de entre 30 min a 2 horas. Se suele solicitar asistencia a centros de toxicología, y una vez eliminado el agente químico el abordaje suele ser como en el resto de las quemaduras [12, 14, 15, 16].
- <u>Quemaduras eléctricas</u>. Se trata de las más graves ya que afecta a los tejidos más profundos y puede provocar arritmias e incluso parada cardiorespiratoria. La lesión se debe al calor que genera la resistencia al paso de la corriente. El manejo suele ser igual que el resto de las quemaduras, una vez estabilizado el paciente [12, 14, 15, 16].
- <u>Quemaduras en zonas especiales</u>. Son quemaduras sensibles por estética o funcionalidad con distintas peculiaridades, por ejemplo ojos, cara y cuello, vías respiratorias, periné, quemaduras circulares, quemaduras en zona de flexión o pliegues [12, 14, 15, 16].
- <u>Quemaduras por frío</u>. Se pueden producir por daño directo o por los cambios vasculares que producen isquemia disminuyendo la función respiratoria, metabólica, cerebral, renal y cardiaca. El

primer tratamiento es subir la temperatura, aportando calor al paciente y sumergiendo la zona congelada en agua tibia (40-42°). El manejo de dicha quemadura es similar al resto [12, 14, 15, 16].

Además del tratamiento local, debemos tener en cuenta una serie de aspectos en el manejo general del paciente quemado. Es importante abrigar bien al paciente para evitar así aquella hipotermia y eliminar objetos que compriman la piel tras la aparición del edema, como los relojes o pulseras. En todos los casos, la primera medida será enfriar la quemadura con agua ambiente no usando agua fría o helada debido a la vasoconstricción que puede producir y la hipotermia. También hay que tener muy en cuenta la postura, manteniendo elevados los miembros inferiores evitando así el edema [12, 14, 15, 16].

Durante la cura el antiséptico de elección es la clorhexidina ya que es activo frente a Gram + y Gram -, y su absorción sistémica es muy baja, utilizando siempre la técnica más estéril o aséptica posible. Se realiza un correcto limpiado para proceder a la correcta valoración de la herida retirando tejido desvitalizado, exudados [17].

En el caso que haya que eliminar vello, no se recomienda el rasurado sino recortarlo con tijeras. Se deben de utilizar apósitos que no se adhieran a la piel para evitar sangrados y dolor al retirarlos; y a la hora de retirarlos pueden humedecerse con suero fisiológico para no dañar el tejido nuevo. [18]

En cuanto a los vendajes, no debe limitar la autonomía del paciente y cuando se trate de los dedos, se realizará de uno en uno evitando así adherencia entre ellos [12,14,15,16].

La frecuencia de las curas dependerá del estado y evolución de las mismas, ya que tanto las curas frecuentes como el espaciamiento excesivo puede dificultar la cicatrización. Una vez epitelizada la piel se debe hidratar para evitar el prurito [12,14,15,16].

Existe una gran gama de productos indicados en el tratamiento de las quemaduras como son la clorhexidina, colagenasa, hidrogel de placa, láminas de silicona, hidrofibra de hidrocoloide, apósito de tul vaselinado no adherente, alginatos, apósitos de espuma de poliuretano, apósitos de plata [12, 13]. En cuanto a las pomadas antibacterianas, no deben aplicarse de forma rutinarias, solo cuando es necesario el uso de antibióticos y se recomienda la sulfadiazina argéntica (flamazine, silvederma) o nitrofurazona (furacín).

Existe un grupo de quemaduras que requieren un tratamiento quirúrgico debido a su extensión, profundidad, o situación, y para ello se realizan las llamadas escaretomías [3, 17].

5. GRAN QUEMADO:

La tasa de supervivencia de grandes quemados ha experimentado una elevación en los últimos años. Este hecho viene dado por la suma e interacción de diferentes factores, entre aquellos que cabe destacar un conocimiento más avanzado sobre la fisiopatología de las quemaduras y de las complicaciones derivadas de las mismas, un mejor soporte nutricional e hidrolítico del paciente y un mayor control de las infecciones, así como un tratamiento basado en las evidencias científicas que permite al personal sanitario establecer una secuencia lógica y efectiva en el abordaje del paciente [3, 19].

Definimos paciente gran quemado como aquel que presenta una o varias quemaduras que pueden poner en peligro su vida o provocar secuelas graves en su organismo de forma permanente. Los parámetros definitorios de un paciente gran quemado son [17, 19, 20]:

- Quemaduras de 2º y 3er grado en más del 20% de la superficie corporal.
- Pacientes menores de 2 años o mayores de 65 años con más del 10% de la superficie corporal con quemaduras de 2º y 3er grado.
- Pacientes con quemaduras por inhalación de humo o quemaduras en el tracto respiratorio.
- Pacientes con quemaduras profundas y extensas en manos, cara, pies o región perineal.
- Pacientes con quemaduras eléctricas de alto voltaje.
- Pacientes con quemaduras y con patologías graves asociadas o algún politraumatismo asociado.

5.1 Evaluación del paciente gran quemado

Un paciente gran quemado será tratado inicialmente siguiendo el ABCDE de un paciente poli traumatizado [17, 19].

Para la evaluación de la extensión de las quemaduras utilizaremos la regla de los nueves o la gráfica de Lund y Browder si se requiere una mayor precisión. Para la evaluación de la profundidad emplearemos las escalas de Benaim, Converse-Smith, o ABA (1er, 2º y 3er grado) [3].

Son consideradas zonas especiales el cuello, las extremidades superiores e inferiores (manos y pies), zona genital, pliegues articulares, tórax y mamas.

Para establecer criterios de gravedad emplearemos diferentes escalas según las necesidades particulares de cada paciente (Escala de Garcés para adultos y Escala de Garcés modificada por Artigas o Escala de Garces modificada por Artigas y Consenso Minsal para niños) [17, 21].

5.2 Tratamiento del paciente gran quemado.

El tratamiento debe ser llevado a cabo por un equipo multidisciplinar.

La primera acción ante el paciente gran quemado es la examinación de las vías aéreas, y asegurar una correcta ventilación [19]. Los pacientes que presenten quemaduras en el tracto respiratorio o sospecha de que puedan existir deberemos administrarle oxígeno al 100%.

Recopilaremos datos relevantes del paciente (la medicación, antecedentes médicos, dieta, peso, etc.) que serán muy importantes para el posterior tratamiento. También es de especial interés un estricto control de la diuresis, por lo que se procederá al sondaje lo antes posible, así como una reposición hidrolítica adecuada, ya sea por vía oral o intravenosa [3, 20, 22, 23]. La fórmula más usada para la reposición de fluidos es la de Parkland y se realiza con Ringer Lactato en las primeras 24 horas y con coloides las siguientes 24 horas [17, 19, 22, 23]. En el caso de las quemaduras eléctricas es fundamental la obtención de un ECG, para detectar posibles afectaciones cardíacas [3, 18].

Todos los pacientes con quemaduras importantes deben recibir una dosis profiláctica de 250 UI de inmunoglobulina tetánica, a menos que exista una inmunización previa registrada y que ésta se realizase hace menos de 10 años[3].

5.3 Terapia nutricional del paciente gran quemado

Los requerimientos nutricionales del paciente van a depender del grado, extensión y profundidad de las quemaduras, pero generalmente necesitarán un aporte de entre 4.500-6.000 Kcal que serán aportadas mediantes dietas hiperproteicas por vía enteral o parenteral [12, 14, 15].

La implantación de la nutrición enteral debe de ser priorizada sobre la parenteral siempre que sea posible, ya que nos ayuda al control del hipermetabolismo, y al mantenimiento de la integridad de la mucosa intestinal evitando la atrofia intestinal, y previniendo la translocación bacteriana, disminuyendo así el riesgo de infección [3, 17, 19].

Otra alternativa podría ser la nutrición mixta, recomendada en pacientes hemodinámicamente inestables que estén siendo tratados con altas dosis de drogas vasoactivas o aquellos que estén perdiendo peso a pesar de mantener una ingesta oral adecuada [3, 17].

La fórmula recomendada para calcular las necesidades calóricas es la de Curreri en el caso de los adultos y la de Galveston en el caso de los niños. En cuanto a la distribución calórica de los nutrientes lo recomendable es: 50% Hidratos de carbono, 30% grasas y 20% proteínas. Aunque se debe tener en cuenta que los pacientes con una SCQ > 50% la cantidad de carbohidratos no debe ser mayor a 5mg/Kg/min ya que podría derivar en un aumento de la producción de CO_2, esteatosis hepática e hiperglicemia [3, 17, 18].

Se recomienda la administración de una pequeña cantidad de arginina y glutamina (2%) ya que parece ser que mejora la respuesta inmune del paciente[18].

5.4 Prevención de infecciones.

La sepsis causa entre el 56-60% de las muertes de los pacientes grandes quemados, debido a un shock séptico descontrolado, una bronconeumonía o una infección a partir de la herida[3].

Un adecuado aislamiento disminuye las infecciones, la mortalidad y las complicaciones. El uso profiláctico de antibióticos, está desaconsejado excepto ante la realización de escarectomías o tras la realización de un

autoinjerto, ya que suponen un elevado riesgo de infección [3, 18, 19, 22].
Las curas de las heridas se realizarán con la mayor esterilidad posible. Preferiblemente en el quirófano siempre y cuando el traslado del paciente sea posible [3].
Los signos que nos alertan de la infección son: la presencia de áreas decoloradas o con un color más oscuro, empeoramiento de las quemaduras, signos de gangrena o existencia de abscesos y pus [3].

5.5 Manejo del dolor

El paciente gran quemado sufre fuertes episodios de dolor que aumentan su estrés y ansiedad. El control efectivo del dolor es un factor primordial, ya que esto disminuye aquellas complicaciones respiratorias, favorece la movilización y mejora el balance nitrogenado del paciente[17].

El dolor general es tratado con opioides, generalmente morfina 2-10mg/h, administrando dosis extras si el paciente lo requiriese. El control del dolor basal se realiza mediante analgesia regular con metamizol y paracetamol[3, 17]. Se debe establecer una pauta analgésica a administrar antes de la realización de cualquier técnica, generalmente se administra fentanilo, ya que tiene una acción rápida y unos efectos relativamente cortos[17].

En aquellos casos en los que se requiere una sedación completa los medicamentos de elección son las benzodiacepinas y el propofol.

Las medidas farmacológicas pueden complementarse con otras medidas no farmacológicas como la relajación o la hipnosis. También juega un papel fundamental en el control del dolor un correcto manejo de la ansiedad y del miedo.

6. COMPLICACIONES.

6.1 Infección.

Es la más frecuente debido a la pérdida de la primera barrera de protección ante aquella invasión de los microorganismos, a que son personas inmunodeprimidas y a que se encuentran rodeadas de gérmenes. El foco de esta puede ser endógeno o exógeno[24].

Los signos que pueden indicar que estamos ante una infección son[25]:
- Cambios de color (decoloración local).
- Cambios en la superficie quemada.
- Profundización de la quemadura de espesor parcial a total.
- Degeneración del tejido de granulación y formación de una nueva escara.
- Separación rápida de la escara.
- Lesiones vesiculares en zonas epitelizadas.
- Retraso en la curación.
- Estigma gangrenoso: la coloración púrpura del tejido no quemado.

6.2 Complicaciones gastrointestinales.

La disminución de la volemia sanguínea hace que el organismo priorice el flujo sanguíneo en dirección a los órganos fundamentales para la vida por lo que el sistema gastrointestinal se ve afectado [26]. Las más destacables son:

- Úlcera de Curling: úlcera en el duodeno o estómago, provocada por quemaduras con una gran SCTQ. El primer signo es la hemorragia aguda o perforación.
- Íleo paralítico: es la detención de la peristalsis que produce una obstrucción de tipo mecánico. Ocasiona el dolor y distensión abdominal, vómitos de origen reflejo y ausencia de emisión de gases y heces.
- Colecistitis acalculosa: inflamación aguda de la vesícula en ausencia de cálculos. Sus signos y síntomas son el dolor, masa palpable en el cuadrante superior de la región del hipocondrio derecho, fiebre, vómitos y leucocitosis.
- Síndrome compartimental abdominal: es debido a una hipertensión intraabdominal provocada por aquel aumento del volumen de esta cavidad.
- Traslocación bacteriana intestinal: paso de bacterias entéricas y sus productos a los ganglios linfáticos mesentéricos, en primer lugar, y luego a los órganos distales debido a un fallo de la mucosa por hipoxia celular.

6.3 Shock por quemadura.

Las lesiones térmicas extensas producen shock hipovolémico y trauma tisular que dan lugar a la liberación de mediadores locales y sistémicos, resultando en un proceso complejo donde se produce una pérdida del volumen plasmático circulante, hemoconcentración, formación de edema masivo, descenso del gasto urinario y depresión de la función cardiovascular [27].

6.4 Complicaciones de las quemaduras eléctricas.

Este tipo de quemaduras pueden dan lugar a paro cardíaco, parálisis respiratoria, insuficiencia renal, lesiones neurológicas, infección, esfaceles secundarios, hemorragia secundaria y/o cataratas[14].

6.5 Hipotermia.

Los pacientes quemados tiene problemas de termorregulación por lo que pueden llegar a sufrir hipotermia. Para evitarla, se debe cubrir totalmente al paciente con una manta térmica, especialmente a los niños pequeños y ancianos[28].

7. CUIDADOS

Enfermería realiza una serie de diagnósticos enfermeros con la finalidad de proporcionar unos objetivos y unas intervenciones individualizadas para cada paciente con quemaduras. Entre los que se encuentran:

- Deterioro de la integridad cutánea, para ello se deben llevar a cabo intervenciones enfocadas a la cura de la herida, así como el manejo del dolor.
- Trastorno de la imagen corporal, cobrando especial importancia el apoyo emocional y el aumento del afrontamiento y autoestima.
- Ansiedad, con el que se llevaran a cabo actividades dirigidas a disminuir la ansiedad.

Las intervenciones enfermeras son fundamentales para la recuperación física y psicológica del paciente A la hora del alta hospitalaria es de especial importancia dar al paciente una serie de indicaciones a tener en cuenta. Haciendo hincapié en la continuidad de cuidados de la herida con las visitas periódicas a su centro de salud, y los autocuidados de la misma, en la importancia de una dieta adecuada.

8. PREVENCIÓN

La mayoría de quemaduras que se producen en el entorno doméstico se podrían evitar llevando a cabo una serie de medidas preventivas, como pueden ser:
- La utilización de ropa adecuada en la cocina y vigilancia de los utensilios de cocina, evitando el vuelco y mantenerlos alejados de los niños.
- Dejar fuera del alcance de los niños mecheros, cerillas o velas; así como materiales de limpieza, e utilizarlos con las medidas de seguridad adecuadas.
- Revisión periódica de la instalación eléctrica y de los aparatos electrónicos del hogar.
- Vigilancia de braseros y estufas, evitando arrimar cualquier material inflamable.
- Así como, utilizar protección solar adecuada a nuestro tipo de piel[29].

Estas medidas preventivas deben hacerse llegar a todos los pacientes con quemaduras con el objetivo de que no se vuelvan a producir, pero más importante es concienciar a la población en general, de llevar a cabo una práctica diaria segura en el hogar con la finalidad de evitar una posible quemadura.

9. RESUMEN

Las quemaduras son un tipo de traumatismo causado por una agresión térmica, que originan lesiones en piel y mucosas con las consiguientes alteraciones en todo el organismo y los diversos órganos y sistemas. La gravedad y el pronóstico del paciente dependerán de la extensión de la quemadura y no tanto de la profundidad de la misma.

En la actualidad, la gran mayoría de estas lesiones son prevenibles, se producen sobretodo en el ámbito doméstico y laboral, causando al año unas 265.000 muertes aproximadamente[43].

Tras una quemadura se producen una serie de alteraciones a nivel local y sistémico que pondrán en riesgo la vida del paciente quemado. En primer lugar, se produce un aumento de la permeabilidad de todos los vasos sanguíneos como consecuencia provocando el paso de líquido, iones y proteínas al intersticio, produciéndose así un intenso edema intersticial, con la consiguiente hipovolemia vascular, irrigando principalmente a los órganos vitales para la vida como es el corazón y el cerebro dejando a los demás órganos hipoperfundidos.

Teniendo en cuenta todas estas alteraciones seremos capaces de conocer el estado clínico-patológico del paciente. Los avances en conocimientos, en cuanto la fisiopatología del shock postquemadura, han sido imprescindibles para llevar a cabo una atención de calidad, que nos está permitiendo un incremento en la supervivencia[10].

En primer lugar, deberemos hacer una valoración inicial a nivel global del paciente, con la que conseguiremos la estabilización hemodinámica, y tras ella podremos proceder a la valoración local de la herida.

En el manejo de la herida cobra vital importancia la esterilidad de las curas a realizar, con la utilización del apósito adecuado en consonancia con el tipo de herida y las características de ésta, así como la posibilidad de tratamiento quirúrgico con la colocación de un injerto si se necesitase.

El tratamiento de los pacientes con quemaduras ha sido fruto de muchas investigaciones tenidas hasta la fecha, que junto con la mayor compresión del estado fisiopatológico del enfermo han sido la piedra angular de los cuidados intensivos y del descenso de la morbimortalidad.

Sin embargo, en cuanto al tratamiento de la herida existe escasa evidencia científica con dispares opiniones de los expertos. Los cuidados enfermeros se basan en el cuidado del paciente a nivel global así como de la herida, es por ello, que se necesita más estudios e investigaciones en cuanto al tratamiento de la quemadura desde la visión enfermera, y así podremos mejorar la calidad del cuidado dado a los enfermos.

Los pacientes grandes quemados se encuentran en un estado crítico que necesitan gran cantidad de cuidados, debido al estado de inmunosupresión que presenten y la cascada de alteraciones y complicaciones que devienen tras una quemadura.

El control de la infección y la importancia del aporte nutricional es uno de los pilares básicos en el manejo de estos pacientes, así como lo es la reposición de la volemia durante las primeras horas tras la quemadura.

Con una correcta hidratación, una temprana ingesta enteral, y una prevención de las infecciones exógenas podremos combatir las principales complicaciones de este tipo de traumatismo que, sin duda, permitirá una mayor supervivencia.

La enfermería es una parte fundamental durante todo el proceso, desde que se produce la quemadura hasta que el paciente recibe el alta por parte del hospital y del centro de salud.

El paciente recibe cuidados enfermeros que van desde la valoración del paciente cuando ingresa en aquel centro hospitalario pasando por la continuidad de cuidados durante toda la estancia hospitalaria, la realización de diagnósticos enfermeros e intervenciones enfermeras para proporcionar unos cuidados de calidad, la educación sanitaria en cuanto a medidas de precaución para evitar complicaciones, continuidad de cuidados en atención primaria finalizando con los propios autocuidados a llevar a cabo en el hogar, y medidas de prevención de futuras quemaduras.

La enfermera es un pilar básico de la atención sanitaria, con la realización de una valoración de la persona a nivel global, y llevando a cabo unos cuidados individualizados.

10. BIBLIOGRAFIA

1. Garrido Calvo A M, Pinos Laborda PJ, Medrano Sanz S, Bruscas Alijalde MJ, Moreno Mirallas MJ, Gil Romea I. Quemaduras. Zaragoza (España). Hospital Clínico Universitario.

2. Gómez Morell P A, Palao Doménech R, Vernetta Rubio O. Quemados - Valoración y criterios de actuación. Barcelona (España). Edita Marge Medica Books. 2009

3. De los Santos González, C E. Guía básica para el tratamiento del paciente quemado. E – libro. España. Editorial libros-electronicos.net. 1999. Actualizada Agosto 2005. Disponible en http://www.ind2exer.net/quemados/index.htm [Último acceso 12 Mayo 2016]

4. Ramírez C E, González L F, Ramírez N, Vélez K. Fisiopatología del paciente quemado. Colombia. Salud UIS. 2010. Disponible en:
http://revistas.uis.edu.co/index.php/revistasaluduis/article/viewFile/790/1191

5. Lorente J A, Esteban A. Cuidados intensivos del paciente quemado. Barcelona, España. Springer-Verlag Ibérica. 1998

6. Bueno Fernández, CM. Vergara Olivares J M, Buforn Galiana A, Rodríguez Serrano C. Atención al paciente con quemaduras. Málaga (España)

7. Zapata Sirvent RL. Quemaduras producidas por agentes químicos. En: Jiménez Castillo CJ, Besso J, editores. Quemaduras. Tratamiento crítico y quirúrgico. Actualización 2005. Caracas: Editorial Ateproca; 2005. p.87-94.

8. Mora Ochoa M, Olivares Savignon AR, González Gross TM, Castro Mela I. El Sol: ¿enemigo de nuestra piel? MEDISAN. 2010; 14(6): 825-837.

9. Murty OP. Dramatic lightning injury with exit wound. J Forensic Leg Med. 2007; 14 (4): 2257.

10. Pérez Olmo JL, Jiménez Pérez C. Quemados. En: Fernández Ayuso D, Aparicio Santos J, Pérez Olmo JL, Serrano Moraza A, coordinadores. Manual de enfermería en emergencia prehospitalaria y rescate. 2ª ed. Madrid: Arán Ediciones; 2008. p.538-550.

11. Duis HJ, Klasen HJ, Nijsten MWN, Pietronero L. Superficial lightning injuriestheir 'fractal' shape and origin. Burns. 1987; 13:141-46.

12. Pérez Boluda M T, Martínez Torreblanca P, Pérez Santos L, de Haro Padilla J. Guía de práctica clínica para el cuidado de personas que sufren quemaduras. Sevilla. Ed. Servicio Andaluz de Salud. Consejería de salud. Junta de Andalucía. 2011. Disponible en: http://www.guiasalud.es/GPC/GPC_485_Quemados_Junta_Andalucia_completa.pdf

13. Ledo García M J, Crespo Llagaste T, Martí Romero M P, Sacristán Vela J L, Padilla Monclús M P, Barniol Llimós N. Tratamiento ambulatorio de las quemaduras. Sabadell (España). Enfermería dermatológica. 2010. Nº 9

14. Unidad de Gestión Clínica de Cirugía Plástica y Grandes Quemados del Hospital Universitario Virgen del Rocío. Quemaduras. Sevilla (España). Junta de Andalucía. Servicio Andaluz de Salud.

15. Ramírez Rivero C E, Judith Rivera J, Consuelo Cabezas M, Bautista Lorenzo L, Uribe Carvajal J A. Guías de práctica clínica basadas en la evidencia. Manejo de quemados. Colombia. Proyecto ISS – Ascofame.

16. Departamento Hospital general de Valencia. Unidad de Enfermería dermatológica, úlceras y heridas. Protocolo de tratamiento de quemaduras en atención primaria. Comunidad Valenciana (España). Generalitat valenciana. Conselleria de sanitas.

17. Ministerio de Salud. Guía clínica gran quemado. Chile. Ministerio de

salud (Minsal). 2007. N 55

18. Arévalo J M, Lorente J A. Avances en el tratamiento del paciente quemado crítico. Madrid (España). Medicina clínica. Vol 113. Núm 19. 746-753. 1999.

19 Diagnóstico y tratamiento del paciente gran quemado. México. Secretaria de Salud. Centro nacional de excelencia tecnológica en salud. 2009

20. Gorordo del Sol LA, Hernández López G D, Zamora Gómez SE, García Román MT, Jiménez Ruiz A, Tercero Guevara BI. Atención inicial del paciente quemado en UCI. México. Hospital Jua. 2015. 82(1): 43-48

21. Morales G, Monreal V, Riquelme M, Bongain J, Von Dessauer B. En el paciente gran quemado el índice de gravedad en uso actual sobreestima el riesgo de morir en cuidados intensivos pediátricos. Chile. Hospital Roberto del Río.

22. Domínguez Roldán JM, Gómez Cia T, Martin Bermúdez R. Principios de Urgencias, Emergencias y cuidados críticos. El paciente quemado grave. España.

23. Vázquez Torres J, Zárate Vázquez O. Manejo de líquidos en el paciente quemado. México. Hospital de traumatología Dr. Victorio de la Fuente Narváez. 2011.

24. Servicio Andaluz de Salud [sitio web]. Sevilla: Junta de Andalucía [acceso 30 de abril de 2016]. Guía de Práctica Clínica para el cuidado de personas que sufren quemaduras. Disponible en: http://www.guiasalud.es/GPC/GPC_485_Quemados_Junta_Andalucia_completa.pdf

25. Bendlin A, Linares HA y Benaim F. Tratado de Quemaduras. Ed. Interamericana-McGraw- Hill. 1993

26. Aljabban Nieves A, Orbegozo Valdiviezo ST, Romero Valverde WM. Complicaciones de las quemaduras a nivel gastrointestinal. Reduca. 2014; 6(1): 126-131.

27. Galeiras Vázquez R. Shock por quemadura. En Galeiras Vázquez R, Solla Bucera MA coordinadores. Shock identificación y Manejo. A Coruña: Seteseis Comunicación Creatividades SL y Complexo Hospitalario Universitario; 2011. p. 48-60.

28. Hospital universitario Vall d´Hebron, Servicio de Emergencias Médicas (SEM), Bomberos de la Generalitat de Cataluña, Bomberos del Ayuntamiento de Barcelona. Protocolo de Atención Inicial a Pacientes Quemados. Barcelona: Hospital Universitario Vall d´Hebron; 2013

29. Servicio Andaluz de Salud. Consejería de salud. Guía de prevención y cuidados de personas con quemaduras. Junta de Andalucía.

3 HERIDAS TRAUMÁTICAS

AUTORÍAS:
Alba Flores Reyes
Lucía Caballero Marcos

Referencia: Flores Reyes A, Caballero Marcos L. Heridas Traumáticas. Notas sobre el cuidado de Heridas. Huelva: Molina Moreno Editores; 2016.

1. INTRODUCCIÓN
Nuestro objetivo principal es conseguir que se conozca el actual abordaje terapéutico de las heridas traumáticas, desde el conocimiento del paciente traumatizado como éste que ha sufrido heridas, que ponen en riesgo su vida y que pueden dar lugar a complicaciones de riesgo.
También pretendemos que sea una guía de fácil acceso para poder solventar aquellas posibles dudas y que ayude a llevar a cabo las directrices más correctas del cuidado integral de la herida traumática, sin olvidar la perspectiva del ser humano en relación a su medio, como ser bio-psicosocial. Se pretende aportar consejos y orientaciones prácticas, considerando que tratar una herida es un procedimiento especializado, y actuar como tal; al igual que es importante conocer qué productos tenemos a nuestra disposición a la hora de tratar, cómo utilizarlos y el manejo previo que llevaremos a cabo para que la manipulación de las heridas sea lo menos traumático y doloroso posible.
En el manejo de las heridas, nosotros, como enfermeros actuamos en un papel fundamental e imprescindible en el cuidado de las mismas. Por lo que es necesario que nos mantengamos actualizados y formados para prestar los mejores cuidados que es un pilar fundamental para poder desarrollar nuestras habilidades profesionales y mejorar la asistencia a nuestros

pacientes.

2. ANATOMOFISIOLOGÍA

Como ya sabemos, la piel es el órgano de mayor dimensión en superficie y peso presente en el cuerpo humano. En el adulto cubre unos 2 m², pesa unos 4,5 o 5 Kg y su grosor varía en torno a 0,5 y 5 mm. Consta de la epidermis y dermis y tejido subcutáneo denominado hipodermis[1].

Las principales funciones de la piel son: Protección, regulación de la temperatura corporal, elaboración de la Vitamina D, prevención de la deshidratación, contener aquellos receptores sensoriales, emuntorio y melanogénica o de pigmentación[2].

3. CICATRIZACIÓN

La cicatrización de la herida consta de cuatro fases dependientes e interconectadas, en las que se estimula el crecimiento, reparación y estimulación de los tejidos afectados[3].

3.1 FACTORES DE LA CICATRIZACIÓN

Se diferencian cuatro fases principales, fase inflamatoria o de reacción, fase de coagulación, fase de proliferación o granulación y por ultimo fase de maduración o remodelación de la herida[4,5]. Y en concreto, en una intervención quirúrgica, para poder proceder a la ruptura de la piel es importante conocer los mecanismos de curación de una herida. Se reconocen 3 tipos de curación de heridas: Cicatrización por "primera intención"[3], cicatrización por "segunda intención"[2], cicatrización por "tercera intención"[3].

3.2 FACTORES QUE INFLUYEN EN LA CICATRIZACIÓN

Algunos de los factores más importantes a tener en cuenta son el peso (tanto obesidad como desnutrición), hipertensión arterial (HTA) cuando es >140/90 mmHg, infección, diabetes cuando existe hiperglucemia >200 mg/dL o una concentración de hemoglobina <10g/dL, tabaquismo (vasoconstricción arterial, agregación plaquetaria, edad y tratamientos farmacológicos (como esteroides y fármacos no esteroides para artritis y enfermedades respiratorias)[6]. Además, existen otros factores, locales, que tienen una influencia directa sobre la cicatrización, como son la vascularización, distracción, inervación, agentes corrosivos, tamaño de la herida, y una mala técnica.

4. CLASIFICACIÓN (TIPOS DE LESIONES TRAUMÁTICAS)

Las personas diariamente estamos en constante relación con el medio ambiente; fruto de esta relación se producen diferentes lesiones. Dentro de estas lesiones traumáticas podemos encontrarnos diversos tipos:

4.1. CONTUSIONES

Traumatismos cerrados clasificados en contusiones de 1er grado, con dolor y hematoma. Contusiones de 2° grado: dolor y hematoma. Pueden causar reacciones alérgicas. Contusiones de 3er grado: Producen dolor y necrosis. Las contusiones en articulaciones: Éstas pueden causar derrames en la cápsula sinovial; provocando dolor, hinchazón e impotencia funcional.

4.2. HERIDAS

En este caso, la fuerza mecánica si va a producir una rotura de piel o mucosas, con lo cual estaríamos hablando de un traumatismo abierto. Su clasificación sería:

- Cortante o incisa: Podrían seccionar músculos, tendones y nervios. Los bordes de la herida limpios y lineales, y la hemorragia puede ser desde escasa, a abundante, dependiendo de la zona y vasos sanguíneos afectados.
- Punzante: por objetos puntiagudos, hemorragia escasa y orificio de entrada pequeño. Peligrosas si son profundas y afectan vísceras, produciendo hemorragias internas.
- Cortopunzante: combinación de las dos anteriores.
- Laceraciones: por objetos de bordes dentados que dan lugar a desgarramiento de los tejidos, los bordes de las heridas son irregulares.
- Armas de fuego: normalmente con orificio de entrada pequeño, redondeado y limpio y orificio de salida de mayor tamaño. La hemorragia y gravedad dependerá de aquellos vasos sanguíneos, vísceras o huesos afectados.[7]
- Abrasiones: por fricción o rozamiento de la piel con superficies duras. Se produce una pérdida de la capa más superficial de la piel y la hemorragia suele ser escasa.
- Avulsiones: se produce una separación y rasgado del tejido. Un ejemplo sería a una mordedura de perro[7].
- Contusas: las producen objetos duros como piedras, palos, etc. Hay dolor y hematoma.
- Amputaciones: extirpación completa de una parte o la totalidad de una extremidad.
- Aplastamiento: Cuando las partes del cuerpo son atrapadas por objetos pesados, se produce una presión prolongada y continua sobre el cuerpo. Pueden provocar fracturas óseas, lesiones a órganos y hemorragias externas e internas. Tras la extracción se presenta una hipovolemia que puede derivar en un shock hipovolémico y muerte[8,9].

Su clasificación, según la gravedad podrá ser:
- Leves: afectan solo a la piel y pueden tratarse por personal no sanitario.

- **Graves:** deben ser tratadas por personal sanitario, y cumplen algunos de estos apartados:
  - Afectan a otros tejidos además de la piel y por lo general requerirán sutura.
  - Heridas muy sucias y/o limpieza complicada.
  - Bordes irregulares, aplastados o sucios.
  - Localizadas en ojos, genitales y otros orificios naturales del cuerpo.
  - Asociadas a las fracturas, hemorragias importantes, cortes o roturas de nervios, músculos o tendones, con infección, lesiones internas, amputaciones.

Los signos y síntomas que nos indicarán la gravedad serán: hemorragia, fiebre, infección, persistencia de la herida en el tiempo, aspecto de la herida y el paciente, bordes de la herida, cuerpos extraños, estadio (en heridas crónicas), especiales: entre ellas estarían las heridas en la cara, penetrantes en cavidades orgánicas, perforantes de vísceras huecas, heridas por armas de fuego, y por asta de toro.[9]

4.3. LESIONES DEL APARATO LOCOMOTOR.

Dentro del aparato locomotor podemos encontrar los diversos tipos de lesiones, dependiendo del grado de su afectación: Esquince o torcedura, luxación, contracturas musculares, roturas musculares, tendinitis[8]

4.4. FRACTURAS.

Rotura o pérdida de continuidad de la sustancia ósea. En función del estado de la piel o comunicación o no de la fractura con el exterior:
  - Abiertas: existe una herida que comunica con la fractura.
  - Cerradas: piel intacta.
- Según la localización:
  - Epifisarias: la fractura se produce en los extremos del hueso.
  - Diafisarias: si la fractura se produce en el segmento medio del hueso.
- Según si la rotura es parcial o total:
  - Completa.
  - Incompleta.
- Según el trazo de fractura y fragmentación ósea:
  - Fisuras: no se produce una separación de los fragmentos óseos.
  - En tallo verde: fracturas incompletas, el hueso largo se rompe en el lado convexo y se abarquilla en el cóncavo. Muy frecuente en niños.
  - En rodete: un lado del hueso se curva, dobla o se pliega formando un pequeño bulto.

- Desplazadas: se produce una desviación relativa en uno de los dos fragmentos de la fractura.
- Anguladas: una pérdida de la alineación normal del eje longitudinal del hueso.
- Transversas: la rotura es perpendicular al eje longitudinal del hueso.
- Oblicua: la línea de la fractura forma un ángulo de 90° con el eje longitudinal del hueso.
- Conminutas: aquellas que presentan más de dos fragmentos óseos.
- Dobles: fracturas en el mismo hueso pero con distinta localización.
- Impactadas: un fragmento del hueso roto penetra en otro.
- Intraarticulares: fracturas en articulación o que afecten a su superficie[10].

4.5. LESIONES PRODUCIDAS POR QUEMADURAS

Se trata de lesiones provocadas por la transferencia de calor a los tejidos. Encontramos diversos tipos:

- Quemaduras térmicas: pueden deberse a calor o a frío:
  - Por calor: las producen agentes físicos externos de un origen térmico, con temperaturas superiores a 44°C. La gravedad de estas lesiones se clasifica en:
    o Primer grado: Lesiones superficiales que van a afectar a epidermis y producen dolor.
    o Segundo grado: afectan a epidermis y dermis: Aparece rojez y flictenas.
    o Tercer grado: afecta de la dermis. La piel aparece seca, pálida e indoloras al afectar terminaciones nerviosas. Suelen requerir injertos.
    o Cuarto grado: afectan a la totalidad de la subdermis. Provocan una lesión en músculo y hueso. Aspecto de carbonización.[11]
  - Por frío: Cuando la temperatura central del organismo es igual o inferior a 35°C estamos ante una hipotermia. Las clasificamos en:
    o Hipotermia leve: de 35 a 32°C.
    o Hipotermia moderada: de 32 A 28°C.
    o Hipotermia grave: menor de 28°C.

- Quemaduras químicas: la destrucción viene determinada por la alteración del pH de los tejidos. Los ácidos provocan lesión de aspecto eritematoso, bordes delimitados, evolucionan a escara seca y toman el color del agente que lo causa. Las lesiones por álcalis o bases son extensas, húmedas y pastosas, de escara blanca; provoca inflamación y edema.

- Quemaduras eléctricas: por contacto con un conductor eléctrico que transmite corriente en el momento. Provoca lesiones tisulares profundas en hueso, cartílago, grasa y piel. Se clasifican en lesiones de alto voltaje y bajo voltaje.
- Por radiación: originan lesiones parecidas a las quemaduras y se denominan radiodermitis[11].

5. TIPOS (DE TRAUMATISMOS)
5.1. TRAUMATISMOS DE MIEMBROS INFERIORES (MM.II)

A continuación vamos a explicar aquellas fracturas más considerables, destacándose por tanto la fractura de pelvis, fémur, rodilla, tibia y peroné, tobillo y pie.

- FRACTURA DE PELVIS: Entre las lesiones asociadas inmediatas cabe destacar: lesiones de uretra y/o vejiga, lesión del intestino, rotura del diafragma abdominal con íleo paralítico, lesiones neurológicas y vasculares. Tratamiento: En las leves reposo y tratamiento sintomático. A mayor gravedad estas fracturas deberán ser estabilizadas lo más rápidamente posible mediante hamacas de suspensión pélvica, tracciones sobre los miembros inferiores o incluso fijadores externos. [9]
- FRACTURA DE FEMUR: Dolor intenso, espasmos del músculo cuádriceps y acortamiento de la extremidad afectada. Tratamiento: Uso de férula de tracción. Los dispositivos más utilizados para la fijación son: los fijadores externos, agujas percutáneas y placas. [12, 13]
- FRACTURA DE RODILLA: Dolor intenso y deterioro de la circulación distal. Tratamiento: No se debe de intentar reducir la desviación de la rodilla. Inmovilizar las fracturas de la rodilla tal y como se las encuentra.[13, 14]
- FRACTURAS DE TIBIA Y PERONÉ: Con dolor progresivo, disminución de la sensibilidad y debilidad de la región inferior de la pierna. Tratamiento: a veces las fracturas proximales obligan a usar un dispositivo de tracción para reducir el a cabalgamiento de los extremos óseos, controlar la hemorragia interna y reducir el dolor.[13]
- FRACTURA DE TOBILLO: Dolor intenso, deterioro de la circulación distal, y deformidad del tobillo. Tratamiento: El método más común es una férula con almohada.[13]
- FRACTURA DE PIE: Dolor intenso, deterioro de la circulación distal, y deformidad del pie. Tratamiento: Pueden emplearse las férulas de moldeamiento como aquella de almohada o férulas

comerciales diseñadas especialmente para aplicar sobre el pie.[13]

5.2. TRAUMATISMOS DE MIEMBROS SUPERIORES (MM.SS)

- TRAUMATISMOS DEL HOMBRO: Son los que incluyen varias articulaciones, pero abordaremos luxación esternoclavicular y luxación acromioclavicular.[14]
  - Luxación esternoclavicular: Dolor, que aumenta en el supino, actitud de protección, el hombro puede aparecer acortado. Tratamiento: Grado I y grado II conservador: medidas locales, inmovilización o vendaje en 8, durante tres semanas. Grado III: conservador: reducción bajo anestesia e inmovilización con vendaje en 8 o similar. Quirúrgico: en luxación irreductible, complicada y/o inestable.
  - Luxación acromioclavicular: con dolor, hematoma, si la lesión es grave, la limitación funcional y desplazamiento craneal de la clavícula apareciendo signo de la tecla positivo. En Grado I y II: inmovilización con vendajes de Velpeau, Robert Jones Sling, etc. En grado III: Conservador en pacientes mayores de 35 años y escasa actividad física. Quirúrgico en menores de 35 años o actividad física.
- FRACTURAS DEL OMÓPLATO
  - Fracturas del cuello escapular: Tratamiento ortopédico cuando no existe el desplazamiento, quirúrgico con osteosíntesis si son formas inestables en los pacientes jóvenes.
  - Fracturas de la cavidad glenoidea: Con tratamiento conservador – funcional si no existe desplazamiento o quirúrgico, en caso de si se detecta desplazamiento interfragmentario.
  - Fractura del cuerpo de la escápula: Habitualmente tratamiento ortopédico.
  - Las Fracturas apofisarias: Coracoides: Con tratamiento ortopédico en formas no desplazadas y osteosíntesis en desplazadas. Acromion: Tratamiento conservador.[14]
- FRACTURAS DE LA CLAVÍCULA: Con dolor, tumefacción y con una impotencia funcional. Tratamiento: distintos tipos de inmovilización: cabestrillo, Sling, Velpeau o vendajes en ocho.[15]
- FRACTURAS DEL HÚMERO: dolor, crepitación, tumefacción, edema o hematoma sobre el hombro lesionado y el brazo. No suele existir una gran deformidad, salvo en las fracturas luxaciones, impotencia funcional, hematoma. Tratamiento: En fracturas no desplazadas inmovilización con cabestrillo o Velpeau al menos tres semanas. Fracturas desplazadas: tratamiento quirúrgico.[12, 15]

- **TRAUMATISMO DEL CODO:** se presenta con dolor, aumento de volumen difuso, limitación funcional. Tratamiento: inmovilizar con yeso cerrado o férula durante diez días.[15]
- **FRACTURAS DEL ANTEBRAZO.** Con un tratamiento: en las no desplazadas: tratamiento ortopédico, con yeso braquial durante 3 – 4 meses. Desplazadas: reducción ortopédica bajo anestesia o tratamiento quirúrgico. Heridas abiertas: tratamiento con fijadores externos.
- **FRACTURAS DE EXTREMIDAD PROXIMAL DEL RADIO:** Con importante dolor e impotencia funcional sobre todo a la pronosupinación. Tratamiento: en los niños, ortopédico si el desplazamiento es menor de 3 mm. Si sobrepasa estas medidas quirúrgicas. En el adulto: en las formas simples y en las fracturas lineales si el desplazamiento es inferior a 2 mm con superficie inferior al 30 % se realiza inmovilización durante 2 o 3 semanas y rehabilitación. En los fragmentos únicos mayores, se recurre a la osteosíntesis.[14]
- **LESIONES TRAUMÁTICAS DE LA MANO.** En fracturas de los metacarpianos: dolor difuso de la mano y localizado en el foco de fractura; edema, equimosis tardía en la palma y dorso. Tratamiento: inmovilización con un yeso antebraquial más férula digital, durante 3 semanas.[14,]

5.3 TRAUMATISMOS CRANEALES

Un TCE es, cualquier lesión física o deterioro funcional del contenido craneal que provoca una repercusión neurológica, muy importante la Escala de Glasgow para valorar al paciente. Los clasificamos sin fractura craneal y con fractura asociada. Desde aquella patología: Contusión/conmoción, contusión cerebral y lesión cerebral difusa.[16]

5.4 TRAUMATISMOS TORÁCICOS: de forma general se pueden dividir en: *trauma torácico abierto o penetrante* (normalmente causado por armas blancas o armas de fuego). Existe una solución de continuidad de la pared torácica, con disrupción de la pleura visceral; y *trauma torácico cerrado*: no hay solución de continuidad de la pared torácica. Afectación de estructuras osteomusculares de la pared torácica y/o de los órganos intratorácicos.

5.5 TRAUMATISMO CRANEAL PEDIÁTRICO

El traumatismo craneoencefálico o TCE se trata de una lesión estructural con o sin alteración fisiológica de la función cerebral, resultado de las fuerzas de aceleración, desaceleración o explosión que provoca un periodo de confusión, desorientación, cambio del estado de conciencia, amnesia (transitoria o no), disfunción neurológica o lesión intracraneal.[16, 17] La clasificación de la gravedad se realizará mediante la escala de Glasgow adaptada a niños:

- TCE leve: pérdida de conciencia menor de 5 minutos y GCS de 14-15.
- TCE moderado: pérdida de conciencia mayor a 5 minutos y GCS 9-13.
- TCE grave: GCS igual o menos a 8.

5.6. PROBLEMAS COMPLEMENTARIOS

- SÍNDROME COMPARTIMENTAL: Éste se produce cuando la presión dentro de un compartimento muscular se eleva hasta llegar a interferir con la circulación, comprometiendo la integridad neurovascular. Esta presión puede verse alterada por hematomas, edemas o hemorragias. Su clínica: dolor intenso y progresivo, desproporcionado con la lesión existente, disminución de la sensibilidad al tacto, debilidad de la extremidad comprometida, Inflamación a tensión, pérdida del pulso. Retirar elementos que compriman la extremidad, vigilar los pulsos, llenado capilar, sensibilidad, amplitud de movimientos, temperatura del miembro y dolor. La fasciotomía es un tratamiento de urgencia para liberar el compartimento afectado.[7]

6. CUIDADOS (ABORDAJE ENFERMERO DE LAS HERIDAS TRAUMÁTICAS).

Es necesario que como enfermeros/as tengamos los conocimientos y las habilidades necesarias para la cura y trato ante una herida traumática.

6.1. EVALUACIÓN CLÍNICA DE LA LESIÓN.

Ante un paciente con herida traumática, el personal de enfermería comienza valorando y explorándola de forma holística, prestando especial atención a la causa, el tiempo, localización, extensión, así como, el grado de contaminación y la existencia de dolor[18,19]. Continuaremos entonces con la anamnesis, registrando todos los resultados obtenidos en la valoración anotando todas las características relevantes, así como identificar patologías de base y fármacos prescritos que nos llevaran a la decisión del mejor tratamiento. Todo ello tiene el fin de observar la evolución favorable (en el caso de que presente abundante tejido de granulación con bordes planos y color nacarado), de la herida aplicando las medidas oportunas[20].

6.2 TRATAMIENTO

De forma general, para el tratamiento de las heridas traumáticas, debemos realizar en un primer momento la limpieza de las mismas con el uso de suero salino para eliminar aquellos cuerpos extraños y restos de materia orgánica.

En todo momento se tratará el dolor presente mediante los anestésicos parenterales o locales según la localización de la herida. Los más usados son los anestésicos locales tipo amidas, debido a que este grupo posee menor probabilidad de sus efectos secundarios y son muy eficaces (lidocaína, mepivacaina, y la bupivacaina). Pueden asociarse con vasoconstrictores cuando se requiera prolongar o aumentar la dosis[21].

Así como la aplicación de soluciones antisépticas para evitar el riesgo que conlleva una posible infección. Los más utilizados son povidona yodada, desbridantes enzimáticos, alcohol 70%, gluconato de clorexidina, agua oxigenada, y cloruro de benzalconio[22].

Por último, se procede a la sutura como principal tratamiento de las heridas traumáticas, pudiendo ser absorbibles y no absorbibles (capaz de resistir los procesos de absorción y degradación enzimática). Existe una gran variedad de materiales para la sutura de las heridas, y se debe emplear según la zona, teniendo en cuenta de que es necesario que posea resistencia a la tracción y que el material cause la mínima reacción de cuerpo extraño para que se produzca adecuadamente la recuperación del tejido afectado[23].

Antes de la retirada de los puntos de sutura, es muy necesario valorar nuevamente la herida, y tener en cuenta de que las heridas cicatrizan peor en personas de una edad avanzada, inmunodeprimidas y personas con trastornos de alimentación[23].

7. VACUNACIÓN (PROFILAXIS ANTITETÁNICA EN HERIDAS O LESIONES)

La inoculación de la profilaxis antitetánica está indicada en las heridas contaminadas con polvo, agua de mar, tierra, heces, con cuerpos extraños, en las mordeduras, quemaduras, heridas con importante pérdida de continuidad de la piel o traumáticas profundas, y en heridas con más de 6 horas sin intervención quirúrgica o infectadas. Su administración, Td o IGT va acorde a las nociones de administración, dosis de presentación y de riesgo, así como a las contraindicaciones[24,25].

En ocasiones pueden producirse efectos adversos de carácter leve y transitorio tras inoculación de la vacunación antitetánica. Éstos pueden ser locales como dolor, enrojecimiento, hinchazón en la zona, formación de bultos y linfadenitis, o sistémicas como fiebre, dolor muscular, cefalea, irritabilidad, vómitos, diarreas, erupción cutánea, artralgias y adenopatías generalizadas. La causa de los efectos adversos es diversa (propia vacuna, refrigeración, aditivos, etc.)[26].

8. EL DOLOR

Para todos los traumatismos usaremos analgesia para paliar el dolor, bajo prescripción médica.

El uso de analgesia, además de paliar el dolor, nos facilitará llevar a cabo pruebas diagnósticas y manipulación física de la exploración clínica.

Antes de aplicar uno u otro tipo de analgesia se valorará el dolor. [27,28]. A continuación vamos a ver un muy breve esquema de los tres escalones terapéuticos:

- Primer escalón
  - Analgésicos no opioides: Salicilatos, paracetamol, metamizol
  - Antiinflamatorios no esteroideos:
    - Ketorolacotrometanol: presentado en ampollas de 30mg. Dosis: 30mg/8h.
    - Diclofenaco: presentado en ampollas de 75mg. Dosis: 75mg/24h.
    - Naproxeno.
    - Indometacina.
    - Ibuprofeno.
    - Dexibuprofeno.
    - Piroxicam.
- Segundo escalón:
  - Opiáceos menores: Codeína, dihidrocodeína y tramadol: ampollas de 100mg. Dosis hasta 100mg/6h. En perfusión: 3 ampollas en 500cc de suero glucosado al 5% a un ritmo de 21-42 ml/h.
- Tercer escalón: Buprenorfina, solución acuosa de morfina, sulfato de morfina de una liberación inmediata, sulfato de morfina de liberación controlada, cloruro mórfico, fentanilo, meperidina[27, 28].

Junto con éstos, a veces se hace uso de medicación coadyuvante como pueden ser los esteroides o las benzodiacepinas.

- Los esteroides suelen utilizarse para el dolor óseo y los más usados serían: Metilprednisolona y dexametasona.
  - Las benzodiacepinas: para tratar la ansiedad: Midazolam y lorazepam.

Normalmente haremos uso de estos fármacos por vía intravenosa, por llevarse a cabo un efecto más rápido y nos permite mantener unos niveles estables de analgesia.

Dentro de los analgésicos más conocidos y usados:

- Paracetamol: los encontramos en frascos de 100ml con 1 g. de analgésicos. Dosis: 1g c/6h.
- Metamizol: en ampollas de 2g; dosis: 2g c/6h. La recomendación sería diluir el contenido de la ampolla en suero de 100ml.

Ante dolores intensos se utilizarán opiáceos; algunos empeoran la función respiratoria. El más usado por su efecto analgésico y evitar depresión respiratoria sería el tramadol.

9. RESUMEN

La piel es uno de los órganos de mayor dimensión y funciones protectoras del organismo. El proceso de cicatrización de la herida, está formado por cuatro fases que a su vez, puede realizarse por primera intención, por segunda intención o por tercera intención. Sin olvidar los factores que influyen en la cicatrización.

Encontramos diversas heridas: Contusiones, Heridas que al diferenciarlas podremos saber qué tipo de actuación debemos llevar a cabo. Los TCE son aquellos de gran complejidad y para su valoración se requiere el uso de la Escala de Glasgow. Dentro de las lesiones del aparato locomotor, divididas en esguinces, luxaciones y fracturas, también van suponer que se lleve a cabo distintas actuaciones o tratamientos (convencionales o quirúrgicos) dependiendo, si nos encontramos ante esguinces, luxaciones o fracturas. Finalmente las quemaduras según el tejido que queda afectado; y a su vez clasificado por el factor que las produce.

En el abordaje de las heridas, también hemos visto los distintos tipos de desinfectantes, anestésicos, curas y suturas. Por último mencionar, que a la hora de abordar una herida no podemos actuar solo en su cura, sino tenerte en cuenta la profilaxis antitetánica.

10. BIBLIOGRAFÍA

1. Medlineplus.gov. La piel [Internet]..2016 [citado 1 Agosto 2016]. Disponible en:https://medlineplus.gov/spanish/ency/esp_imagepages/19679.htm.

2. Tapia Vitón R. La piel y sus partes. [Internet]. Monografias.com. 2016 [citado 7 Agosto 2016]. Disponible en: http://www.monografias.com/trabajos91/piel-y-sus-partes/piel-y-sus-partes.shtml.

3. García Álvarez Y, Molinés Barroso RJ. Enfermería medicoquirúrgica 4: Piel. Tomo II, 6º Edición. CTO Editorial, S. L. 2014.

4. Sociedad Argentina de Dermatología. Consenso sobre cicatrización de heridas. Argentina.2008. [Citado en 14 de Marzo de 2016]. Disponible en: http://www.sad.org.ar/revista/pdf/cicatrizacion.pdf

5. Andrades y Sepúlveda S, Cicatrización Normal, pag-21-23; 2009. Revista Faculta de Salud - RFS Julio -Diciembre 2010. [Citado en 10 de Marzo de 2016] Disponible en:http://www.patricioandrades.cl/w/wp-content/uploads/2011/05/3-Cicatrizaci+%C2%A6n-Normal.pdf

6. Teller PWhite T. The Physiology of Wound Healing: Injury Through Maturation. SurgicalClinics of North America [Internet]. 2009 [citado 10 Agosto 2016];89(3):599-610. Disponible en: http://www.ncbi.nlm.nih.gov/pubmed/19465199.

7. JoverNavalón JM, López Espadas F. Traumatismos faciales y oftálmicos. En: JoverNavalón JM, López Espadas F, editores. Cirugía del paciente politraumatizado. Vol 4. Madrid: Arán Ediciones, S.A; 2001. p.309-360.

8. JoverNavalón JM, López Espadas F. Traumatismos de pelvis y extremidades. En: JoverNavalón JM, López Espadas F, editores. Cirugía del paciente politraumatizado. Vol 4. Madrid: Arán Ediciones, S.A; 2001. p.285-306.

9. Meneu Díaz JC, Paeiro G, Pérez Saborido B, Moreno González E. Síndrome de aplastamiento. En: Asensio-González JA, Meneu Díaz JC, Moreno González E. Traumatismos, fisiopatología, diagnóstico y tratamiento. Madrid: Jayrpo Editores, S.A. 2005.p.773-781.

10. Roig García JJ, Jiménez Sánchez C, Aguayo Galeote MA, Montero Pérez FJ y Jiménez Murillo L. Fracturas, luxaciones y esguinces: generalidades. Jiménez Murillo L y Montero Pérez FJ. Medicina de urgencias y emergencias. Guía diagnóstica y protocolos de actuación. 3ª Edición. Madrid: ELSEVIER; 2006. p.768-774.

11. Asensio-González JA, Paseiro G, Meneu Díaz JC, Pérez Saborido B, Moreno González E. Lesiones producidas por quemaduras. En: Asensio-González JA, Meneu Díaz JC, Moreno González E. Traumatismos, fisiopatología, diagnóstico y tratamiento. Madrid: Jayrpo Editores, S.A. 2005.p. 739-754.

12.Meneu Díaz JC, Marqués Medica E, García García I, Moreno Elola A,. Fracturas de los huesos largos en el paciente politraumatizado. En: Asensio-González JA, Meneu Díaz JC, Moreno González E. Traumatismos, fisiopatología, diagnóstico y tratamiento. Madrid: Jayrpo Editores, S.A. 2005.p. 537-547.

13. Roig García JJ, Jiménez Sánchez C, Aguayo Galeote MA, Montero Pérez FJ y Jiménez Murillo L. Fracturas y luxaciones del miembro inferior. Jiménez Murillo L y Montero Pérez FJ. Medicina de urgencias y emergencias. Guía diagnóstica y protocolos de actuación. 3ª Edición. Madrid: Elsevier; 2006. p.789-796.

14. Roig García JJ, Jiménez Sánchez C, Martínez López MA, Jiménez Murillo L, Aguayo Galeote MA, Montero Pérez FJ y. Fracturas y luxaciones de la cintura escapular y el miembro superior. Jiménez Murillo L y Montero Pérez FJ. Medicina de urgencias y emergencias. Guía diagnóstica y protocolos de actuación. 3ª Edición. Madrid: ELSEVIER; 2006. p.775-788.

15. Meneu Díaz JC, García sesma A, Moreno González E, Moreno Elola A,. De la Calle Santiuste A. Traumatismo del plexo braquial. En: Asensio-González JA, Meneu Díaz JC, Moreno González E. Traumatismos, fisiopatología, diagnóstico y tratamiento. Madrid: Jayrpo Editores, S.A. 2005.p. 549-563.

16. Montero Pérez FJ, Jiménez Murillo L, Roig García JJ, Calderón de la Barca GázquezJM yDonnay Brisa G. Traumatismo craneoencefálico. Jiménez Murillo L y Montero Pérez FJ. Medicina de urgencias y emergencias. Guía diagnóstica y protocolos de actuación. 3ª Edición. Madrid: ELSEVIER; 2006. p.747-755.

17. .Meneu Díaz JC, Marqués Medina E, Moreno Elola A, Petrone P, Jiménez Galanes S, Moreno Gonzáles E. Traumatismos en los pacientes pediátricos. En: Asensio-González JA, Meneu Díaz JC, Moreno González E. Traumatismos, fisiopatología, diagnóstico y tratamiento. Madrid: Jayrpo Editores, S.A. 2005.p. 627-636.

18. Rodríguez Rodríguez MJ, Gómez Enrique C. Nursinginterventionsurgent in handinjury: clinical case. Revista Páginasenferurg.com; 2011; 2 (8): 10_17. [Consultado: 16/04/2016]. Disponible en:www.paginasenferurrg.com/revistas/2010/diciembre/heridamano.pdf

19. Ramos Luces O, Molina Guillén N, Pillkahn Díaz W, Moreno Rodríguez J, Vieira Rodríguez A, Gómez León J. Infección de heridas quirúrgicas en cirugía general. Cirugía y Cirujanos; 2011; 79: 349-355.

20. Ordoñez Ropero J, Erdozain Campo ML, Llorens Ortega R. Piel. Manual CTO de Enfermería. Procedimientos y técnicas. 6ª Edición. 2015. ed.: CTO Editorial. p. 1560-1565.

21. García Fernández FP, Soldevilla Agreda JJ, Torra i Bou JE. Atención integral de las heridas crónicas; 2ª edición. Grupo Nacional para el estudio y Asesoramiento en Úlceras por Presión (GNEAUPP). SpanishPublishersAssociates, Madrid, 2004.

22. Castro NavarroMarlén. Técnicas de enfermería en la asistencia al traumatismo menor. Iavante. Disponible en: https://www.uco.es/servicios/dgppa/images/prevencion/glosarioprl/fich as/pdf/12.MANUALDIDACTICOTRAUMAMENORIAVANTE.pdf

23. Hernández Carlos, Jiménez Raúl, Busto Mª Jesús, Zabaleta Jon, Aguinagalde Borja, et. al. Manual sobre suturas, ligaduras, nudos y drenajes. Donostia, 2007. Disponible en: http://www.osakidetza.euskadi.eus/contenidos/informacion/hd_publicaciones/es_hdon/adjuntos/Protocolo34SuturasC.pdf

24. CAV de la AEP: Comité Asesor de Vacunas de la Asociación Española de Pediatría [Internet]. Madrid: Merino Moína M; [actualizado Nov 2014; Citado 2/2/2016 consulta]. Tétanos. Disponible en: http://vacunasaep.org/profesionales/enfermedades/tetanos

25. CAV de la AEP: Comité Asesor de Vacunas de la Asociación Española de Pediatría [Internet]. Madrid: Merino Moína M; [actualizado Jun 2015; Citado 2/2/2016 consulta]. Manual de vacunas en línea de la AEP, Sección IV, Cap. 38. Tétanos. Disponible en: http://vacunasaep.org/documentos/manual/cap-38

26. CAV de la AEP: Comité Asesor de Vacunas de la Asociación Española de Pediatría [Internet]. Madrid: Merino Moína M; [actualizado Agosto 2013: Citado 22/07/2016]. Reacciones adversas a las vacunas. Disponible en: http://vacunasaep.org/profesionales/reacciones-adversas-de-las-vacunas-descripcion

27. Barneto Aranda I, García-Rosell Román N, Rubio Pérez Mª, Jiménez Murillo L, Montero Pérez FJ. Dolor oncológico. Jiménez Murillo L y Montero Pérez FJ. Medicina de urgencias y emergencias. Guía diagnóstica y protocolos de actuación. 3ª Edición. Madrid: ELSEVIER; 2006. p.558-563.

28. Jover Navalón JM, López Espadas F, editores. Cirugía del paciente politraumatizado. Capítulo 19. Vol 4. Madrid: Arán Ediciones, S.A; 2001. p.309-360.

EDITOR: *Diego Molina Ruiz*

4 HERIDAS QUIRÚRGICAS

AUTORÍA:
Alba Flores Reyes
Ana Ríos Chaparro

Referencia: Flores Reyes A, Ríos Chaparro A. Heridas Quirúrgicas. Notas sobre el cuidado de Heridas. Huelva: Molina Moreno Editores; 2016.

1. INTRODUCCIÓN
El presente libro servirá como ayuda para el día a día de los profesionales de enfermería, enfocado al contexto de las heridas quirúrgicas tanto en el ambiente clínico como en aquel domicilio una vez procedido al alta del paciente.
Nuestro objetivo principal al desarrollar este capítulo es conseguir un actual abordaje terapéutico de las heridas quirúrgicas desde el conocimiento de los principios básicos de las heridas, piel y cicatrización hasta el manejo y curación de éstas, debido a que de esta forma actuaremos tratándolas con las técnicas de tratamiento más actuales basadas en la evidencia científica, así como el cuidado de la piel perilesional, y consejos de autocuidados para la vida diaria, porque nuestro principal objetivo es conseguir que el paciente sea independiente.
Otro objetivo es conseguir un libro de fácil acceso, para poder solventar dudas y que ayude a llevar a cabo las directrices más correctas del cuidado integral tanto de la herida quirúrgica como del paciente, ya que los cuidados de enfermería se fundamentan en la relación individualizada terapéutica con la persona enferma, evitando el caer en la automatización de las curas, siguiendo un modelo biopsicosocial.
- o Quirúrgicas: Son aquellas que vamos a tratar en el presente libro.

En función del grado de contaminación se clasifican del siguiente modo[1] en diferentes clases, siendo la Clase I cuando la herida es limpia no existe infección ni inflamación y se puede realizar cierre primario; Clase II cuando la herida es limpia-contaminada y aún no han aparecido signos de infección pero existe un alto riesgo; Clase III cuando la herida es contaminada generalmente traumática o abierta; Clase IV cuando la herida es sucia dejándose abierta y suturando por tercera intención.

Normalmente las heridas quirúrgicas suelen seguir un proceso normal de cicatrización, sin destrucción ni perdida de tejidos y limpias, sin infección al haberse realizado asépticamente.

2. CONCEPTOS PREVIOS
2.1. EPIDEMIOLOGIA

Según la OMS, cada año se realizan alrededor de unas 234 millones de intervenciones de cirugía mayor en el mundo. Según la última versión del estudio sobre la Prevalencia de las Infecciones Nosocomiales en España y la Encuesta Puntual de Prevalencia en los Hospitales de Agudos de Europa (EPINE-EPPS) publicada el 19 de Junio de 2013, se evidencia como la infección de la herida quirúrgica ha aumentado en los pacientes sometidos a una intervención previamente (el 30,39% frente a 19,4% en la versión publicada anteriormente), quedando por encima de aquellas infecciones respiratorias, del tracto urinario y otras, y posicionándose en primer lugar.

2.2 CONCEPTOS DE HERIDA O LESIÓN

Una herida es la perdida de la solución de continuidad de tejido o de una o varias estructuras como la piel, fascia, musculo, huesos, tendones o vasos sanguíneos[2,3,4].

Las heridas las podemos clasificar según la causa (Punzantes, cortantes, abrasiones, laceraciones, contusiones, avulsión o amputación), profundidad (Superficiales, profundas, penetrantes o perforantes), integridad de la piel (Abiertas o cerradas), gravedad de la lesión (superficial o penetrante), grado de limpieza o contaminación, quemaduras o quirurgicas[2,3].

2.3 DEFINICIÓN HERIDA QUIRÚRGICA

Definimos la herida quirúrgica como la de origen quirúrgico, ocasionada normalmente por un bisturí con el consecuente objetivo de la reparación de órganos, tejidos e intervenciones varias.

3. LA PIEL: ESTRUCTURA Y FUNCIONES

La piel es el órgano de mayor dimensión en cuanto a superficie y peso que conforma el cuerpo humano. En el adulto cubre unos 2 m^2, pesa unos 4,5 o 5 Kg y su grosor varía en torno a 0,5 y 5 mm. La piel junto a sus derivados (cabello, uñas, glándulas sebáceas y sudoríparas) componen el sistema intergumentario[5,6].

Consta de dos partes según el punto de vista estructural, la epidermis y la dermis. Debajo de éstas se encuentra el tejido subcutáneo denominado hipodermis formado en su mayoría por tejido adiposo.

En cuanto a las principales funciones de la piel, podemos mencionar[7]: Protección, regulación de la temperatura corporal, elaboración de Vitamina D, prevención de la deshidratación[8], contener los receptores sensoriales, emuntorio y melanogénica o de pigmentación.

4. CICATRIZACIÓN

La fisiología de la cicatrización de la herida consta de cuatro fases que no constituyen unos episodios aislados, sino que son solapadas, dependientes e interconectadas. En estas fases se estimula el crecimiento, reparación y estimulación de los tejidos afectados, permitiendo el restablecimiento de la funcionalidad de los tejidos afectados[9,10,11,12].

4.1. FACTORES DE LA CICATRIZACIÓN

Se diferencian cuatro fases principales en la cicatrización de las heridas en general y de la herida quirúrgica en particular. Fase inflamatoria o de reacción, fase de coagulación, fase de proliferación o granulación y por ultimo fase de maduración o remodelación de la herida.[13,14].

En concreto, en una intervención quirúrgica, para poder proceder a la ruptura de la piel es importante conocer los mecanismos de curación de una herida. Se reconocen 3 tipos de curación de heridas: Cicatrización por "primera intención"[9,15], cicatrización por "segunda intención"[8,15], cicatrización por "tercera intención"[9,15].

4.2 FACTORES QUE INFLUYEN EN LA CICATRIZACIÓN DE LA HERIDA QUIRÚRGICA

Junto al cuidado adecuado de la herida quirúrgica y una buena salud física, existen determinados factores que pueden favorecer o ralentizar la cicatrización de la herida. Algunos de los aspectos más importantes a tener en cuenta son el peso (tanto obesidad como desnutrición), hipertensión arterial (HTA) cuando es >140/90 mmHg, infección, diabetes cuando existe hiperglucemia >200 mg/dL o concentración de hemoglobina <10g/dL, tabaquismo (vasoconstricción arterial, agregación plaquetaria[16], edad y tratamientos farmacológicos (esteroides y fármacos no esteroides para artritis y enfermedades respiratorias)[17,18].

5. COMPLICACIONES DE LAS HERIDAS QUIRÚRGICAS

Cuando hablamos de complicación de la herida quirúrgica viene referido a toda desviación del proceso normal de cicatrización o recuperación que se espera después de una intervención quirúrgica[19].

Pueden darse complicaciones como la dehiscencia, evisceración, hematoma, absceso, infección, celulitis o gangrena gaseosa[19,20].

5.1 INFECCION DEL SITIO QUIRURGICO

Se define herida infectada aquella herida en la que hay establecimiento y crecimiento de microorganismos en los tejidos del huésped suficientes para superar las defensas tisulares y lesionar el tejido o alterar su curación[21].

5.2 CAUSAS DE LA INFECCIÓN

La causa principal de las infecciones del sitio quirúrgico es la flora endógena de la piel o la flora de las mucosas o vísceras huecas del paciente, según el tipo de cirugía; sin dejar atrás la flora exógena. El principal factor de riesgo es el grado de contaminación durante el procedimiento quirúrgico[3].

El riesgo de infección del sitio quirúrgico está directamente relacionado con la cantidad de bacterias contaminantes, la agresividad del germen y el estado de las defensas del paciente[3]. Hay factores que influyen intrínsecos y extrínsecos[3].

6. MANEJO/CURA DE LAS HERIDAS QUIRÚRGICAS

La enfermería juega un papel crucial en la exitosa evolución de las heridas quirúrgicas. El cuidado se fundamenta en la relación individualizada terapéutica con la persona enferma, tratando al paciente y verlo según el modelo biopsicosocial y no solo tratar la herida, individualizando las curas y el trato a los mismos creando un ambiente íntimo y de confianza para que puedan resolver sus dudas e inquietudes que les pueden provocar ansiedad e inquietud llegando a retrasar el proceso de curación.

6.1 MATERIAL NECESARIO

Para llevar a cabo el procedimiento de la cura describiremos el material del que disponemos en el mercado para elegir cual usar en los diferentes tipos de heridas. <u>Material de limpieza</u>: solución salina o suero fisiológico (0,9%), Prontosan (Agua purificada) o agua con jabón líquido[22,23]. <u>Antisépticos</u>: Agua oxigenada (peróxido de hidrógeno), Alcohol (70%), Clorhexidina (gluconato), Povidona yodada. <u>Apósitos</u>: *Pasivos*: gasas y apósito tradicional[24], *Activos*: Tull o mallas de contacto, apósitos transparentes, espumas hidrofílicas o hidrocelulares, hidrocoloides, hidrogeles, alginatos, apósitos de plata e hidropoliméricos. *Mixtos*: Son los apósitos que tienen mezclados diferentes productos citados anteriormente[24].

6.2 CLASIFICACIÓN DE LAS CURAS

Las curas las podemos dividir en dos grandes grupos curas en ambiente seco o húmedo o curas oclusivas o semioclusivas[25].

En cuanto al protocolo/ procedimiento para la realización de la cura[26,27], nos encontramos:

- Preparación del paciente.
    - Comprobar la identidad.
    - Proporcionar un ambiente íntimo.
    - Informar y explicar el procedimiento a realizar al paciente.

- Colocar al paciente en una posición adecuada y lo más cómodo posible, solicitando su colaboración cuando proceda.
- Preguntar por alergia a la povidona yodada y algún otro producto para evitar complicaciones.

- Descripción del procedimiento.
    - Preparar el material necesario.
    - Realizar lavado de las manos con agua y jabón y desinfectar con solución hidroalcohólica.
    - Descubrir sólo la zona necesaria para la cura.
    - Colocar el empapador en la mejor localización para proteger la cama.
    - Colocar guantes limpios (no estériles).
    - Retirar el apósito que cubre la herida sin tocarla. Si está pegado, humedecerlo con Suero Fisiológico al 0,9%.
    - Evitar tirar del apósito ya que podría afectar a la sutura o al tejido de cicatrización.
    - Retirar el apósito doblando sobre sí mismo para no contaminar y desechar junto con aquellos guantes no estériles en la bolsa de basura.
    - Examinar y valorar la herida (color, dolor, inflamación, exudado).
    - Abrir el equipo de curas estéril.
    - Abrir dos paquetes de gasas estériles y humedecer con SF las necesarias. Del mismo modo dejar preparadas otras impregnadas en povidona yodada o clorhexidina 2%.
    - Colocarse guantes estériles.
    - Realizar el lavado de la herida con técnica estéril utilizando jeringa de 20 cc con aguja de 0,8 mm (21G) para irrigar con SF 0.9% de forma lenta y con flujo continuo desde la zona más limpia hasta la más contaminada.
    - Repetir así, la limpieza hasta que se eliminen los restos/exudado.
    - Secar a toques, sin arrastrar, los bordes de la herida con gasas estériles desde el sitio más limpio al más contaminado.
    - Pincelar con clorhexidina 2% que dejaremos secar 15-30 segundos antes de cubrir la herida con el apósito estéril.

- En el caso de usar algún tipo de gel o hidrogel se aplicaría tras la limpieza de la herida.
- Si hay exudado colocar una capa de gasas dobladas sobre sí mismas encima de la herida y luego el apósito estéril.
- Separar y desechar los desechos, material utilizado y guantes estériles en la bolsa de basura.
- Realizar un lavado las manos con agua y jabón y desinfectar con solución hidroalcohólica.
- En el caso de utilizar carro de curas, sacar el carro de la habitación para su limpieza, desinfección y reposición. De igual manera, no olvidar dejar la bandeja para su limpieza y desinfección.
- Informar al paciente y/o familiar de la evolución de la herida y recomendar la posible movilización según cada caso.
- Informar al médico responsable de la evolución de la herida, si no ha sido valorada previamente.
- Registrar los cuidados realizados.

- Puntos importantes[27]:
    - Durante la cura de la herida debe hacerse una evaluación de la incisión quirúrgica observando las etapas de la cicatrización para el cuidado de la misma.
    - En pacientes postquirúrgicos la curación de la herida debe hacerse después de 48 horas de la cirugía.
    - Disminuir toda la tensión y ansiedad del paciente explicándole que las suturas ejercen firmeza suficiente para impedir que su herida se le abra cuando tose o respira en forma profunda para que colabore en su movilización y fisioterapia pulmonar necesaria para evitar otro tipo de infecciones.
    - Es muy importante que el enfermero registre en la hoja de observaciones cualquier dato de infección que observe sobre el aspecto y características de la herida e informar al médico y al Comité de Control de las Infecciones Nosocomiales para aplicar el tratamiento oportuno.
    - Al menor indicio de infección tomar un cultivo de la secreción de herida.
    - Para los pacientes que presentan sensibilidad a la yodopovidona se recomienda utilizar clorhexidina para

realizar la asepsia.

7. CUIDADOS ENFERMEROS

Enfermería es la ciencia del arte de cuidar la salud y el bienestar de las personas. Basando los cuidados en las necesidades y respuestas humanas del individuo y/o grupo. Las enfermeras como proveedoras de cuidados deben satisfacer las necesidades de salud de los individuos con una doble responsabilidad, no sólo la de prestar cuidados, sino que estos sean de calidad[28].

7.1 ESTANDALIZACIÓN

El proceso enfermero (PAE) es un proceso cíclico que consta de una serie de partes, valoración, diagnostico, planificación y evaluación. Describiendo como las enfermeras organizan el cuidado de las personas, familias, grupos o comunidades[29].

El proceso de atención de Enfermería, los diagnósticos enfermeros así como su utilización, son el pilar del desarrollo de la enfermería profesional y son la base para el trabajo profesional, independientemente del entorno en el que se realice. Se hace necesario el establecimiento de un modelo de enfermería basado en el proceso enfermero, que de forma filosófica específica guie y conduzca la práctica de la enfermería[29].

Un Plan de cuidados estandarizados (PCE) o un Mapa de cuidados enfermeros, es una lista de diagnósticos de enfermería para un grupo de pacientes con el fin de facilitar el proceso de atención de enfermería (PAE)[29,30]. Son una fase más del proceso de normalización/protocolización de los cuidados e intervenciones de enfermería, representando un escalón más avanzado en el diseño de guías que facilitan el trabajo a las enfermeras y les da orientaciones necesarias[30].

Además, utiliza un lenguaje común a toda la enfermería (NANDA, NIC, NOC). Un PCE es un instrumento de gestión, ya que identifica situaciones en las que intervienen enfermeras, de forma autónoma o como parte de un equipo, y determina las actividades que realizan para conseguir unos resultados en salud, ayudando a crear una base de conocimiento científico en el que se basa la teoría y la práctica enfermera, lo cual se logra mediante la generación y validación de conocimientos que promueva mejores resultados en la práctica[28].

7.2 DIAGNÓSTICOS ENFERMEROS

Respecto a los diagnósticos enfermeros más usuales en las heridas quirúrgicas, podemos referirnos a los siguientes[31,32,33].

- DIAGNOSTICO NANDA: *Riesgo de infección* (00004) relacionado / con Herida Quirúrgica.
    - NOC: Control del riesgo (1902): de infección, Detección del riesgo (1908): de infección.
    - NIC: Protección contra infecciones (6550), Control de

infecciones (6540).

- **DIAGNOSTICO NANDA:** *Deterioro de la integridad Cutánea* (00046) r / c el estado de la piel manifestado / por destrucción de las capas de la piel, alteración de la superficie de la piel.
  - NOC: Integridad tisular: piel y membranas mucosas (1101), Curación de heridas (1102).
  - NIC: Cuidados de la piel: tratamiento tópico (3584), Cuidados del sitio de incisión (3440), Cuidados de las heridas (3662).
- **DIAGNOSTICO NANDA:** *Dolor agudo* (00132) r / c Herida Quirúrgica m / p conducta expresiva, verbalización del dolor.
  - NOC: Sintomatología: Nivel del dolor (2102), Conducta de salud: Control del dolor (1605).
  - NIC: el manejo del dolor (1400), Administración de analgésicos (2210).
- **DIAGNOSTICO NANDA:** *Deterioro de la movilidad física* (00085) r / c herida quirúrgica m / p enlentecimiento del movimiento, disminución del tiempo de reacción, limitación de la amplitud de movimientos.
  - NOC: Movilidad (0208), Ambulación, andar (0200).
  - NIC: Enseñanza: actividad/ ejercicio (5612), Fomento del ejercicio (0200).
- **DIAGNOSTICO NANDA:** *Déficit de autocuidado (baño – higiene)* (00108)r / c intervención quirúrgica, herida quirúrgica m / p dolor y disminución de la movilidad.
  - NOC: Autocuidados higiene (0305).
  - NIC: Ayuda con los autocuidados: baño/ higiene (1801).

8. RECOMENDACIONES GENERALES AL ALTA
8.1 SEGUIMIENTO

Una vez que al paciente se le ha dado el alta, éste debe seguir una serie de recomendaciones imprescindibles para prevenir o impedir la aparición de complicaciones de dicha herida quirúrgica, y para favorecer una próspera curación y recuperación.

Para ello es necesario que exista una buena relación enfermera-paciente en la que tanto el paciente como su familia cooperen en los cuidados y autocuidados. Así como acudir a las citas periódicas a su centro de salud.

En la exploración enfermería prestará especial interés en el volumen perdido por la herida, aspecto de la herida (coloración, diámetro, compromiso del tejido), presencia de tejido de granulación esfacelado o necrótico, edema, así como el aspecto de la piel perilesional, para verificar normalidad o infección[34,35].

Cuando preguntáramos a una persona que ha sufrido una herida o ha sido operado recientemente cuál es su mayor problema en ese momento, la respuesta será que sufren dolor. El dolor es parte inseparable del proceso de cura de cualquier herida, independientemente del tamaño y la situación de la misma. Por lo que para impedir el dolor existen una gran variedad de alternativas y antes de ello es necesario un análisis del dolor mediante preguntas como son: "¿Dónde le duele?, ¿Cómo es el dolor?, ¿Cuánto le duele?, ¿Cuánto tiempo hace que le duele?".

8.2. AUTOCUIDADOS

8.2.1. CUIDADO DE LA HERIDA

Es importante antes de manipular la herida o proceder a su cura, lavarse las manos correctamente, y posteriormente retirar suavemente el apósito que cubre la herida[36].

8.2.2. CUIDADO DE LA PIEL PERILESIONAL

La piel perilesional o circundante es aquella que envuelve y rodea la lesión con extensiones variables que depende del grado de afectación de la herida[37]. A la hora de tratar la herida no debemos olvidar el cuidado de la piel perilesional que la delimita, para garantizar el éxito de la curación de la herida quirúrgica, debido a que si no puede ser un factor de riesgo para el agravamiento de la misma.

Por lo que se hace necesario una inspección diaria evitando el roce e irritación de la zona mediante una higiene basada en jabones y soluciones de Ph neutro, dejando la piel lo más aseada posible dando suaves toques y sin arrastre[37]. Posteriormente pasaríamos a protegerla de posibles lesiones mediante apósitos hipoalergénicos o protectores cutáneos no irritantes, y en concreto hablamos del Cavilon Película Barrera No Irritante (PBNI) cada 72 horas[38,39,40].

Además, existe una gran variedad de productos para el cuidado de la piel que rodea la lesión, siendo aquellos recomendados la vaselina, jabones y detergentes, los corticoides, y la miel[38,39]. Como enfermeros/as es necesario que conozcamos aquellos productos fiables que ofrezcan calidad para el cuidado y cura de las heridas.

8.2.3. CUIDADO DE LA CICATRIZ

Tras la retirada de la sutura se debe evitar la exposición directa a la luz solar, utilización de cremas solares de alta protección e hidratación de la zona[35].

8.2.4. CONSEJOS PARA LA VIDA DIARIA

Debe tenerse especial cuidado de no sobre ejercitar la zona afectada, y de evitar tracciones y golpes fuertes directos.

- Consejos nutricionales.

Según GNEAUPP haciendo referencia a Thompson y Furhrman, "la nutrición juega un rol vital en la prevención y el tratamiento de las úlceras y heridas"[41]. Llevar una alimentación equilibrada incorporando todos aquellos nutrientes necesarios contribuye a mantener un peso adecuado, según el IMC de cada persona, y a reducir el riesgo de padecer enfermedades o complicaciones secundarias a enfermedades, así como favorecer una buena cicatrización en el caso de heridas[41].

Las vitaminas y oligoelementos que más influyen en aquel proceso de cicatrización y recuperación de las heridas, y que por tanto deben tomarse bien a través de la dieta o si hay deficiencia de éstas adquirirlas mediante suplementos son: vitamina A (Retinol), vitamina C (Ácido Ascórbico), vitamina E (Tocoferol), vitamina K (Filokinona), vitaminas del grupo B. Respecto a los oligoelementos más influyentes destacan los siguientes: Zinc (Zn), hierro (Fe), cobre (Cu), Ácido alfa-lipoico (ALA), Selenio (Se), y manganeso (Mn)[41,42,43].

- Hábitos tóxicos.

Respecto al tabaco es comúnmente muy conocido que afecta al sistema circulatorio alterando los factores de coagulación, sistema inmunitario, y paredes de aquellas arterias, pudiendo dar lugar a la arteriosclerosis, vasoconstricción arterial, e incluso trombos, por lo que retrasa y dificulta la curación de las heridas[44]. En cuanto al consumo de alcohol a largo plazo afecta al control de la presión arterial, problemas cardíacos, así como daños en el riñón, hígado y páncreas[45].

9. RESUMEN

Según la OMS, cada año se realizan alrededor de unas 234 millones de intervenciones de cirugía mayor en el mundo.

Una herida es la perdida de la solución de continuidad del tejido o de una o varias estructuras, piel, musculo o tendones entre otros. Hay una gran clasificación dentro de las heridas, nos vamos a centrar en este capítulo en la herida quirúrgica, que es aquella herida de origen quirúrgico con el objetivo de la reparación de órganos, tejidos e intervenciones varias.

Como ya sabemos, la piel es uno de los órganos de mayor dimensión y funciones protectoras del organismos como protección, regulación de la temperatura corporal, elaboración de Vitamina D, prevención de la deshidratación, contener aquellos receptores sensoriales, emuntorio y melanogénica o de pigmentación.

El proceso de cicatrización de la herida, está formado por cuatro fases que a su vez, puede realizarse por primera intención, por segunda intención o por tercera intención. Sin olvidar los factores que influyen en la cicatrización..

Una herida infectada es aquella en la que hay establecimiento y crecimiento de microorganismos suficientes superando las defensas tisulares. Bien por la flora endógena o exógena. El principal factor de riesgo es el grado de contaminación durante el procedimiento quirúrgico.

Como ya sabemos la enfermería juega un papel crucial en la exitosa evolución de aquellas heridas quirúrgicas. El cuidado se fundamenta en la relación individualizada terapéutica con la persona enferma, tratando al paciente y verlo según el modelo biopsicosocial y no solo tratar la herida, individualizando las curas y el trato a los mismos, creando un ambiente íntimo y de confianza para que puedan resolver sus dudas e inquietudes que les pueden provocar ansiedad e inquietud llegando a retrasar el proceso de curación.

Para llevar a cabo el procedimiento de la cura en primer lugar describiremos el material del que disponemos en el mercado, para elegir cual usar en los diferentes tipos de heridas, incluyendo material de limpieza, antisépticos y apósitos. Las curas las podemos dividir en dos grandes grupos, cura en ambiente seco o húmedo y cura oclusivas o semioclusivas.

El pilar de desarrollo de la enfermería profesional y la base de trabajo son el proceso de atención de Enfermería, los diagnósticos enfermeros así como su utilización. Se hace necesario el establecimiento de un modelo de enfermería basado en el proceso enfermero, que de forma filosófica específica guie y conduzca la práctica de la enfermería.

El proceso enfermero (PAE) es un proceso cíclico que consta de una serie de partes, valoración, diagnostico, planificación y evaluación. Describiendo como las enfermeras organizan el cuidado de las personas, familias, grupos o comunidades. Plan de cuidados estandarizados (PCE) es una lista de diagnósticos de enfermería para un grupo de pacientes con el fin de facilitar el proceso de atención de enfermería (PAE). Con el desarrollo de esta Guía de Planes de Cuidados Estandarizados se pretende dar respuesta a las inquietudes generadas.

Como último cometido en nuestra labor asistencial realizaremos una serie de recomendaciones generales en el alta, asegurando de esta forma la continuidad de los cuidados de enfermería en el domicilio:

Seguimiento: los cambios en el color, morfología, aspecto de la herida quirúrgica y de piel perilesional.

- El propio autocuidado de la herida quirúrgica: Correcta higiene y una correcta técnica de lavado de manos.
- Cuidado de la piel perilesional: riesgo de complicación.
- Cuidado de la cicatriz: Se aportan una serie de recomendaciones para evitar la exposición a riesgos, y procurar su última curación.
- Consejos para la vida diaria: Entre los que se abarcan cuáles son los macro y los micronutrientes (vitaminas y oligoelementos) para favorecer cicatrización, una dieta equilibrada y saludable. Así como fomentar el abandono del hábito tabáquico y consumo de alcohol, los cuales pueden poner en riesgo la curación de la herida quirúrgica y dar lugar a posibles complicaciones.

10. BIBLIOGRAFÍA

1. Porras Alonso E, Armario Hita JC, Ballester Alfaro JJ, Bernal Sánchez C,

Portilla Huerta D, Cornejo Castillo C. Recomendaciones para la prevención de la infección en la herida quirúrgica. Porras Alonso EC; 2015.

2. Cabal Escandón V, Fonseca Bello I, Vargas Chaves C. Guía de intervención científica basada en la evidencia científica. Guía 10, Heridas. Convenio instituto del seguro social con asociación colombiana de facultades de enfermería.1997-2000.

3. Águeda San Martín L. Cura de heridas quirúrgicas. Protocolo de actuación. Memoria trabajo fin de grado en enfermería. Universidad pública de navarra. 2014.

4. Protocolo Manejo de Heridas. Proceso bienestar estudiantil. Universidad industrial de Santander. 2008; TBE.01 (03) n° 294.

5. Medlineplus.gov. La piel [Internet]..2016 [citado 1 Agosto 2016]. Disponible en:https://medlineplus.gov/spanish/ency/esp_imagepages/19679.htm.

6. Infermeravirtual.com. Tejidos, membranas, piel y derivados de la piel. [Internet]. 2016 [citado 7 Agosto 2016]. Disponible en:https://www.infermeravirtual.com/esp/actividades_de_la_vida_diaria/ficha/piel/tejidos_membranas_piel_y_derivados_de_la_piel.

7. Medlineplus.gov. Capas de la piel [Internet]. 2016 [citado 7 Agosto 2016]. Disponible en:https://medlineplus.gov/spanish/ency/esp_imagepages/8912.htm.

8. Tapia Vitón R. La piel y sus partes. [Internet]. Monografias.com. 2016 [citado 7 Agosto 2016]. Disponible en: http://www.monografias.com/trabajos91/piel-y-sus-partes/piel-y-sus-partes.shtml.

9. Y. García Álvarez, R. J. Molinés Barroso. Enfermería medicoquirúrgica 4: Piel. Tomo II, 6° Edición. CTO Editorial, S. L. 2014.

10. M. A. Allué Gracia, M. S. Ballabriga Escuer, E. Clerencia Sierra, l. Gállego Domeque, A. García Espot, M.T. Moya Porté. Heridas crónicas: Un abordaje integral. Colegio Oficial de Enfermería de Huesca D. L.: Hu. 214/2012.

11. Claribeth Guarín-Corredor, Paola Quiroga-Santamaría, Nancy Stella Landínez-Parra MSc. Proceso de Cicatrización de heridas de piel, campos

endógenos y su relación con las heridas crónicas. Rev. Fac. Med. 2013 Vol. 61 No. 4: 441-448.

12. Cacicedo González R, Castañeda Robles C, Cossío Gómez F, Delgado Uría A, Fernández Saíz B, Gómez España MV et al. Manual de prevención y cuidados locales de heridas crónicas. [Santander]: Servicio Cántabro de Salud; 2011.

13. Sociedad Argentina de Dermatología. CONSENSO SOBRE CICATRIZACIÓN DE HERIDAS. Argentina.2008. [Citado en 14 de Marzo de 2016]. Disponible en:http://www.sad.org.ar/revista/pdf/cicatrizacion.pdf

14. Andrades y S. Sepúlveda, Cicatrización Normal, pag-21-23; 2009. Revista Faculta de Salud - RFS Julio -Diciembre 2010. [Citado en 10 de Marzo de 2016] Disponible en:http://www.patricioandrades.cl/w/wp-content/uploads/2011/05/3-Cicatrizaci+%C2%A6n-Normal.pdf

15. F. Fernández Beltrán. Tratado sobre Cuidados Críticos en Pediatría y Neonatología. Capítulo 19: Cuidados de heridas y drenajes quirúrgicos. Actualizado 26/02/2014. [Citado en 22 de Febrero de 2016] Disponible en: http://www.eccpn.aibarra.org/temario/seccion1/capitulo19/capitulo19.htm

16. Cifuentes Hoyos V, Giraldo Hoyos A. Factores de riesgo para el pie diabético en pacientes con diabetes mellitus tipo 2. Medellín (Colombia): Grupo observatorio de la salud pública. Facultad de medicina. Universidad CES; 2010. Disponible en:
http://bdigital.ces.edu.co:8080/dspace/bitstream/123456789/893/2/FACTORES%20DE%20RIESGO%20CAUSANTES%20DE%20PIE%20DIABETICO.pdf

17. Revista Española de Cardiología: Novedades en hipertensión arterial y diabetes de 2010. [revista en internet] 2016 Julio. [Acceso 19 de Junio de 2016]; 64 (Supl. 1): Pp 20-9. Disponible en:
http://www.revespcardiol.org/es/novedades-hipertension-arterial-diabetes-2010/articulo/13190543/

18. Teller PWhite T. The Physiology of Wound Healing: Injury Through Maturation. Surgical Clinics of North America [Internet]. 2009 [citado 10 Agosto 2016];89(3):599-610. Disponible en:
http://www.ncbi.nlm.nih.gov/pubmed/19465199.

19. Dumville J, Walter C, Sharp C, Page T.Apósitos para la prevención de la infección del sitio quirúrgico (RevisionCochrane traducida). Cochrane Database of Systematic Reviews 2011 Issue 7. Art. No.: CD003091. DOI: 10.1002/14651858.CD00309.

20. Espinosa Cucalón D, La Herida Quirúrgica. Tipos de Herida.

21. Adriano Pérez G.I, García Chávez D.J. Infección de heridas post-quirúrgicas y su incidencia en pacientes atendidos en el servicio de cirugía del hospital del Instituto Ecuatoriano de Seguridad Social Guaranda. Escuela de Medicina. Facultad de Ciencias de la Salud. Universidad Nacional de Chimborazo. Riobamba-Ecuador. 2011.

22. Fajardo-Dolci G, Córdoba-Ávila MA,Vázquez-Curiel E, Aguirre-Gas HG, Jiménez-Sánchez J, Rubio-Domínguez S. Recomendaciones al paciente para el autocuidado de la herida quirúrgica. Revista Conamed. Vol 13, 2008.A

23. Cobal Escandón VE, Fonseca Bello IM, Vargas Chaves C. Guía de Intervencion en Enfermería basada en la Evidencia Científica. Guía 10. Heridas. Convenio Instituto del Seguro Social. Asociación Colombiana de Facultades de Enfermería "ACOFAEN". 1998.

24. Flores Montes I. Manejo Avanzado de Heridas. Revista Mexicana de Enfermería Cardiológica 2006;14 (1): 24-28.

25. Curso úlceras por presión, heridas crónicas y quemaduras. Colegio oficial de enfermería. Huelva. 2015.

26. Argüello C, Mará Demetrio A, Lora P, Chacón M. Guía de práctica clínica, Prevención deinfección de herida operatoria relacionadas con la intervención quirúrgica. Hospital Santiago Oriente"Dr. Luis Tisné Brousse". 2004.http://docplayer.es/9961057-Cura-de-heridas-quirurgicas-protocolo-de-actuacion.html

27. Martiñón Hernández R, Leija Hernández C. Manejo de la herida quirúrgica. Revista Mexicana de Enfermería Cardiológica 2000;8 (1-4): 53-55.

28. Contreras Fernández E, Báez Cabeza A, Crossa Martín E, Guerrero González M, Marfil Henares A, Morales Aguilar J.Planes de cuidados enfermerosestandarizadosen atención primaria. Distrito Sanitario Costa del Sol. Servicio Andaluz de Salud. Consejería de Salud. Junta de Andalucía.

Málaga. 2000 (1).

29. Martínez Delgado MM. Estandarización de los cuidados de enfermería en los pacientes ingresados en un centro penitenciario. Revista Española de Sanidad Penitenciaria. 2014 (1) Vol 16. Disponible en: http://www.sanipe.es/OJS/index.php/RESP/article/view/349/795.

30. Planes de cuidados estandarizados de enfermería. Guías para la práctica. Administración de la Comunidad Autónoma del País Vasco. BI-2124-96.

31. Herdman TH, editor. NANDA International. Diagnósticos enfermeros: definiciones y clasificación 2009-2011. Madrid: Elsevier; 2010.

32. Moorhead S, Johnson M, Maas ML, Swanson E, editores. Clasificación de resultados de enfermería (NOC). 4ª ed. Madrid: Elsevier; 2009.

33. Bulechek GM, Butcher HK, McCloskey-Dochterman J, editores. Clasificación de intervenciones de enfermería (NIC). 5ª ed. Madrid: Elsevier; 2009.

34. Fajardo-Dolci G, Córdoba-Ávila MA, Vázquez-Curiel E, Aguirre-Gas HG, Jiménez-Sánchez J, Rubio-Domínguez S et al. Recomendaciones al paciente para el autocuidado de la herida quirúrgica. Revista CONAMED. 2008;13.

35. Hospital Universitario La Princesa. Recomendaciones de enfermería al alta para el cuidado de la herida quirúrgica. Madrid: Servicio Madrileño de Salud; 2012. Disponible en: http://www.madrid.org/cs.

36. Organización Mundial de la Salud. ¿Cómo lavarse las manos? [Póster]. 2009 [citado 10 Agosto 2016]. Disponible en: http://www.who.int/csr/resources/publications/swineflu/gpsc_5may_How_To_HandWash_Poster_es.pdf.

37. Barón Burgos MM, Benítez Ramírez MM, Caparrós Cervantes A, Escarvajal López ME, Martín Espinosa MT, Moh Al-Lal Y, et al. Guía para la Prevención y Manejo de las UPP y Heridas Crónicas. [Internet]. Madrid: Instituto Nacional de Gestión Sanitaria; 2015. [21/3/2016]. Disponible en: http://www.ingesa.msssi.gob.es/estadEstudios/documPublica/internet/pdf/Guia_Prevencion_UPP.pdf.

38. Gago Fornells M, García González R. Cuidados de la piel Perilesional. Fundación 3M y DrugFarma, S.L. ; 2006.

39. Enfermería CiudadReal [Internet]. Ciudad Real; 2013 [actualizado 19 Feb 2013; Citado [15/3/2016]. Cuidado y tratamiento de la piel perilesional. Disponible en: http://www.enfermeriadeciudadreal.com/cuidado-y-tratamiento-de-la-piel-perilesional-135.htm.

40. farmacyl.es. Citado [29/4/2016]; Cavilon, protector cutáneo no irritante. Disponible en: http://www.farmacyl.es/ulceras-y-escaras/2109-cavilon-protector-cutaneo-no-irritante-spray-28ml.html.

41. Verdú Soriano J, Perdomo Pérez E. Nutrición y Heridas Crónicas [Internet]. Serie Documentos Técnicos GNEAUPP n° 12. Logroño: GNEAUPP; 2011. [actualizado 2011; citado 23/3/2016] Disponible en: http://gneaupp.info/nutricion-y-heridas-cronicas/.

42. Carrera Castro C. En la naturaleza está la respuesta: "Micronutrientes: las vitaminas, agentes terapéuticos en las heridas". Enfermería Global [Internet]. 2013. [20/2/2016]; (31): 273-289. Disponible en: http://revistas.um.es/eglobal/article/view/152041/150021.

43. Mason JB. Vitaminas Oligoelementos y otros micronutrientes. En: Cecil y Goldman. Tratado de Medicina Interna.Vol.2. 24ed. Madrid: Elsevier; 2013. 1402-1410.

44. Roldán Valenzuela A, González Gómez A, Armans Moreno E, Serra Perucho N. Consenso sobre ulceras vasculares y pie diabético de la Asociación Española de Enfermería Vascular. Guía de Práctica Clínica. Asociación Española de Enfermería Vascular; 2004. Disponible en: http://www.aeev.net/guias/consenso2005.pdf.

45. Medlineplus.gov. Riesgos del consumo de alcohol para la salud [Internet]. 2016 [citado 8 Agosto 2016]. Disponible en:https://medlineplus.gov/spanish/ency/patientinstructions/000494.htm.

5 HERIDAS CRÓNICAS

AUTORÍA:
Juan Manuel Rodríguez Fuentes
Antonio López Cuesta

Referencia: Rodríguez Fuentes JM, López Cuesta A. Heridas Crónicas. Notas sobre el cuidado de Heridas. Huelva: Molina Moreno Editores; 2016.

1. INTRODUCCIÓN

El abordaje de cualquier tipo de lesión que se produzca en la piel resulta un reto, tanto para la persona que la padece como para los profesionales que la tratan. Y más aún si se trata de una lesión o herida que se prolonga en el tiempo, siendo este el caso de las heridas crónicas. Este tipo de herida tiene una amplia repercusión sobre el paciente, porque requiere de unos cuidados y un tratamiento de larga duración, viéndose comprometido el curso normal de las actividades básicas de la vida diaria, y sobre el sistema sanitario, ya que las heridas crónicas suponen un aumento de los costes sanitarios y mayor implicación y dedicación de los profesionales, que deben estar en continua formación respecto a su manejo.

En la actualidad la prevalencia de heridas crónicas es muy significativa sobre todo en pacientes mayores de 65 años, llegando a ser de un 18% en unidades de cuidados intensivos.

La valoración de los pacientes con heridas crónicas es un punto clave para asegurar el éxito de su curación. Para ello, no debemos centrarnos solo en la curación de la herida, sino también en el estado general del paciente y en la patología que la produce. Atendiendo paralelamente aspectos como la frecuencia de las curas, la comodidad del paciente y su entorno entre otros.

2. ANATOMÍA Y FISIOLOGIA DE LA PIEL

La piel es el órgano más externo y extenso del cuerpo humano, siendo la primera barrera defensiva del organismo. La piel sana se caracteriza por ser tersa y resistente. Su espesor varía entre 0,5 mm - 4 mm y está compuesta por agua en un 70%, además de los minerales, carbohidratos, lípidos y proteínas, como colágeno y queratina[1-2]. La piel está formada por tres capas superpuestas, que de la superficie hacia el interior son: epidermis, dermis e hipodermis. Estas capas tienen grandes diferencias entre sí y es el conjunto de ellas lo que hace de la piel un órgano tan importante para la vida.

La piel cumple una gran variedad de funciones debido a las características tan especiales que posee. Entre las funciones más destacadas encontramos:

- Protectora: por su estructura y composición hace de barrera a mecanismos externos como golpes, presiones, perdida de agua, además de ser la primera barrera a microorganismos invasores[3-4].
- Termorreguladora: hace de aislante térmico ante las temperaturas bajas, y en aquellas circunstancias contrarias hace de refrigerante mediante el control del flujo sanguíneo de los vasos cutáneos y el fenómeno de la sudoración.
- Sensitiva: transmitiendo la información al sistema nervioso central permitiendo la adaptación al medio externo[4].
- Secretora: a través de las glándulas sebáceas y sudoríparas son eliminados catabolitos y demás sustancias corporales.
- Inmunológica: la piel cuenta con células que intervienen de forma activa en el sistema inmune cutáneo.

2.1 Proceso de cicatrización

Una herida supone la pérdida de continuidad de la piel o mucosas y altera el desarrollo normal de sus funciones. El proceso de cicatrización se describe como una sucesión de eventos solapados y conectados entre sí, que en situaciones normales conlleva el crecimiento, reparación y remodelación del tejido dañado, lo que permite el restablecimiento de las características físicas, mecánicas y estéticas previas al daño producido[5]. Consta de distintas fases: en la primera de ellas se produce una coagulación por una vasoconstricción y agregación plaquetaria, que suele durar entre 10 y 15 minutos. A continuación, en la segunda fase, se produce una inflamación que puede durar hasta seis días. Esta fase tiene una función inmunológica y se refleja con dolor, eritema, calor y edema. La tercera fase de la cicatrización está estimulada por las células que intervienen en el proceso inflamatorio anterior y se denomina fase de proliferación. Consiste en la formación del tejido cicatrizal en el lecho de la herida, mientras que las células epiteliales empiezan a cubrir la herida con el objetivo de generar una barrera protectora y restablecer la continuidad tisular[5]. Por último, la cuarta fase o de maduración, en la que se termina de formar y organizar el tejido que forma la cicatriz, a la vez que adquiere resistencia. Se contrae la herida, se elimina el edema, los nuevos vasos se van creando a través de la matriz extracelular y la epitelización cierra el proceso de reconstrucción de la zona dañada[5-6].

3. CONTEXTUALIZACIÓN

Las heridas crónicas, y en particular las úlceras por presión son una complicación frecuente que afecta a una amplia población. Aparecen en personas de todas las edades, pero, sobre todo, en aquellas con problemas de movilidad y edad avanzada. Las heridas crónicas provocan una prolongación de la estancia hospitalaria y un aumento de aquellos costes sanitarios. Algunos de los aspectos más importantes que se relacionan con estos costes son el aumento de los ingresos hospitalarios debido a las heridas, retrasos en el alta hospitalaria, el tiempo dedicado por los profesionales de enfermería al tratamiento de las heridas y la frecuencia de los cambios de apósito. A pesar de ello cada vez se cuentan con mejores cuidados y mejores conocimientos para poder abordar la herida crónica de la forma más óptima[7, 8].

3.1 Concepto y clasificación

Una herida es una pérdida de continuidad de la piel o mucosa causada por un agente traumático. Generalmente la llamamos herida crónica cuando el proceso de cicatrización se extiende más de seis semanas. Puede afectar a la epidermis, dermis o incluso a planos más profundos, siendo estas de forma variable[8]. Podemos clasificarlas según la pérdida epitelial, por su morfología o en función de su etiología en: úlceras por presión (upp), úlceras vasculares venosas, úlceras vasculares arteriales, úlceras del pie diabético y úlceras neoplásicas.

3.2 Prevalencia

Para adentrarnos en la repercusión que tienen las heridas crónicas sobre el nivel de salud de quienes las padecen y la complejidad a la que se enfrentan quienes las cuidan y tratan, vamos a conceptualizar su prevalencia. Las cifras de prevalencia en los hospitales, en adultos, es un 7.87%, en unidades pediátricas hospitalarias un 3.36%, en centros socio-sanitarios un 13.41% y en atención primaria un 0.44%, entre pacientes mayores de 65 años, y un 8.51% entre pacientes en programas de atención domiciliaria. Esta prevalencia es más alta en unidades de cuidados intensivos, alcanzando el 18%. Esto ha provocado que en los últimos años se produzcan continuos y variados cambios dentro de la organización sanitaria, con el objetivo de mejorar la calidad asistencial en pacientes con heridas crónicas[9].

3.3 Factores de riesgo

Son los factores que predisponen o facilitan la aparición de estas heridas. Los podemos separar en modificables y no modificables. Los factores de riesgo no modificable son el sexo, edad, raza o carga genética. Existen diferentes factores de riesgo modificables como el tabaco, la hipertensión arterial y problemas alimentarios entre otros. Estos factores incrementan las probabilidades de sufrir una mala cicatrización o proceso de curación de una herida crónica[10, 11].

4. PREVENCIÓN

Podemos entender la prevención como un conjunto de las acciones y estrategias encaminadas a identificar, controlar y reducir los factores de riesgo, que pueden ser biológicos, de comportamiento y ambientales, de tal manera que permita evitar la aparición de la enfermedad, su prolongación o secuelas.

Un bajo índice de aparición de las heridas crónicas puede traducirse como indicativo de buen trabajo del equipo de atención sanitaria, pero en su prevención y tratamiento deben estar implicados tanto el personal sanitario como el propio paciente, en los casos que sea posible, y sus familiares, a los que se deberá prestar todo el apoyo posible y la enseñanza adecuada en las técnicas a aplicar.

El primer paso en la prevención es realizar la valoración del riesgo y la detección de los posibles problemas del paciente, así como detectar las necesidades descubiertas que pudiera presentar. Para ello tendremos en cuenta el estado físico, psíquico y social, que nos aportará una visión global, y sus circunstancias, con el fin de adecuar las actuaciones y la planificación de los cuidados según las necesidades detectadas.

Para optimizar los recursos y poner en marcha programas de actuación eficaces, se debe tener en cuenta las expectativas de los profesionales y las necesidades sentidas por los pacientes respecto al abordaje de estas lesiones. La valoración de la presencia o riesgo de aparición de heridas crónicas debe hacerse de una manera exhaustiva, para ello se hace necesario realizar una valoración que incluya fundamentalmente estos aspectos: historia clínica, con examen físico completo, prestando atención a factores de riesgo y a las causas que influyen en el proceso de cicatrización; valoración nutricional con un instrumento validado, como por ejemplo el Mini Nutricional Assessment - MNA test, de forma periódica; valoración sobre los aspectos psico-sociales, identificando a la persona cuidadora principal y que incluya actitudes, habilidades, conocimientos, medios, materiales y apoyo social[12].

Con toda esta información el profesional de enfermería estará capacitado para elaborar los planes de cuidados y establecer aquellos diagnósticos enfermeros que puede presentar aquel paciente, según las taxonomías NANDA, NIC Y NOC.

4.1 Valoración integral del paciente

La valoración integral del paciente debe ser el punto de partida para poder realizar una adecuada planificación de aquellos cuidados y para reducir los factores de riesgo. Para poder hacer una valoración más completa, debemos valorar al paciente, su lesión y, si fuera necesario, a su cuidador/a. Esta valoración se puede realizar mediante el uso de los 11 patrones funcionales de M. Gordon, las 14 necesidades de V. Henderson o cualquier otro sistema de valoración (siendo estos dos los más usados actualmente).

Ante una herida de esta envergadura, debemos tener presente la valoración de unos parámetros fundamentales: localización de la lesión, etiología, estadiaje, dimensiones, existencia de tunelizaciones, tipo de tejido lesional, estado de la piel perilesional, signos de infección, entre otros[13]. En lo referente al control de la causa, debemos tener en cuenta el manejo de la presión, control de factores de riesgo y enfermedades asociadas[14]. En cuanto a la piel perilesional, es la piel sana que queda expuesta a sufrir daños y que está alrededor del lecho de la herida. La exposición a exudados de la herida y a los productos empleados para la curación del lecho ulceral puede crear problemas en este tejido, provocando desde irritaciones hasta nuevas heridas, complicando así la curación. El tejido perilesional puede sufrir modificaciones tales como: maceración, eritema, eccema, etc[15].

El seguimiento de aquellas heridas y la frecuencia de las curas estarán condicionada por la situación de la persona y de los objetivos terapéuticos, debiendo buscar siempre la mayor comodidad para el paciente y su familia, seleccionando los productos y apósitos que permitan espaciar al máximo la cura, respetando las condiciones óptimas de la lesión.

Una vez realizada la valoración integral del paciente, emplearemos otro tipo de escalas de valoración específicas para tratar y evaluar las heridas crónicas o úlceras por presión, como la escala de Norton[16], escala de Braden[17], Escala EMINA[18], escala de Waterlow[19] o la de Cubbin Jackson[20]. El tratamiento integral del paciente con heridas crónicas ha de abordar cuatro grandes pasos: valoración integral del paciente, control de la causa, cuidados generales y cuidados locales de la herida.

5. CUIDADOS ESPECÍFICOS

El seguimiento y la continuidad de las curas de la herida dependen de cada persona, afectando tanto factores intrínsecos como extrínsecos. Por eso debemos realizar una valoración integral del paciente.

Una vez realizada dicha valoración, utilizaremos unas escalas de valoración específicas para tratar y evaluar las heridas crónicas o úlceras por presión. En la práctica clínica diaria empleamos escalas de valoración de riesgo de úlceras por presión (EVRUPP), que nos orientaran hacia la planificación de los cuidados. Una de las escalas más empleadas es la escala de Braden Bergstrom, ya que se adapta a los diferentes niveles asistenciales y es de fácil y rápido uso.[22] Otra de las comunes es la escala de Braden que consta de seis apartados. Los tres primeros apartados miden factores relacionados con la exposición de la lesión, y los tres últimos están relacionados con la tolerancia de los tejidos a la misma. Por último, hacemos referencia a la

escala de Norton. Esta escala está compuesta por cinco parámetros: estado mental, incontinencia, movilidad, actividad y estado físico[22, 23].
Para abordar de forma integral los cuidaos de la herida crónica, sea cual sea la etiología, ha de abordar cuatro grandes pasos:
a. Valoración integral del paciente.
b. Control de la causa que la produce.
c. Cuidados generales.
d. Cuidados locales.

5.1 Cuidados generales

Para evitar la aparición de nuevas lesiones y para cuidar adecuadamente la herida, debemos seguir ciertas recomendaciones, como son: mantener la piel limpia y seca, utilizar un jabón neutro y agua tibia, aclarar y secar sin friccionar, prestar especial atención en los pliegues cutáneos y zonas interdigitales etc.

Otro punto a tratar son las necesidades nutricionales, que en el paciente con heridas crónicas son mayores para poder realizar la reparación de tejidos. Debemos tener en cuenta la calidad y densidad energéticas de los alimentos más que la cantidad, y valorar el aporte de suplementos nutricionales en ciertas ocasiones.

El hecho de padecer una herida crónica puede interferir en las actividades básicas de la vida diaria, por eso debemos de implicar a los pacientes independientes en su autocuidado, incrementando sus conocimientos sobre los factores que influyen en la aparición de úlceras e identificar los signos de alarma. En pacientes dependientes instruiremos a la familia y/o su persona cuidadora[21-23].

5.2 Cuidados locales de la herida crónica

Al realizar la valoración de la herida, tenemos que determinar los siguientes aspectos: ubicación de la lesión, estadio, dimensiones de la herida (se expresará en centímetros la longitud y la anchura), tipo de tejido existente en el lecho de la lesión, existencia de tunelizaciones o fístulas, presencia de signos clínicos de infección, presencia o ausencia de dolor, tiempo de la lesión y estado de la piel perilesional.

Es necesario preparar el lecho de la herida en cada una de las fases del proceso de cicatrización. Esto mejora la calidad de vida de los pacientes y ayuda a los sanitarios en todos los aspectos del cuidado relacionado con un tratamiento eficaz. Falanga fue el primero en introducir este concepto, describiendo el esquema TIME para poner en práctica el principio de preparación del lecho de la herida. Los siguientes términos se utilizan para describir los cuatro componentes en español:

- T: tejido no viable
- I: infección
- M: humedad (moisture)
- E: bordes epiteliales

6. MANEJO DEL DOLOR

El dolor es definido por la International Associaton of the Study of Pain (IASP) como: "una desagradable experiencia sensorial y emocional, asociada a un daño tisular real o potencial, que se describe en términos de dicho daño"[24]. Esta definición realza la idea de que la experiencia del dolor de cada persona es única y, por tanto, se ha de tratar de forma integral e individualizada sin olvidar el resto de aspectos de la persona que se pueden ver perjudicados, por la presencia del dolor, es decir, tenemos que considerar que todos nosotros somos personas biospsicosociales y estamos constituidos por una serie de esferas que se encuentran en equilibrio, por lo que la afectación de una de éstas puede provocar el desequilibrio de otra.

El dolor puede clasificarse según varias características, así encontramos tipos de dolor según duración, origen, localización, curso e intensidad[25-26].

Un aspecto primordial a tener en cuenta en las heridas crónicas es realizar adecuada valoración del dolor, desarrollando una correcta anamnesis de éste a través de una entrevista clínica, siendo ésta apreciada como uno de los mejores métodos de evaluación del dolor, permitiéndonos generar un clima de confianza y cordialidad. Dentro de ésta entrevista encontramos unos puntos fijos a abordar, que son: actividades o situaciones que aumentan o provocan ese dolor, descripción del dolor, localización e irradiación, intensidad y temporalidad. Este esquema es conocido como PQRST[27].

El control del dolor debe de ser integral e individualizado, teniendo siempre presente la valoración de la herida y del dolor referido. Como se menciona en el "Manual de Prevención y Cuidados de Heridas Crónicas" elaborado por el servicio cántabro de salud, el control del dolor está constituido por dos pilares fundamentales: el tratamiento local y el tratamiento sistémico.

7. EVALUACIÓN Y EVOLUCIÓN

El seguimiento y la frecuencia de las curas dependerán de la situación de la persona y de los objetivos terapéuticos marcados por los profesionales.

En heridas en las que aparezca tejido de granulación, el exudado será el que indique la frecuencia de cambios. Si los cambios son inferiores a 2-3 días, se recomienda modificar el producto de tratamiento por otro más absorbente. Si la herida tiene signos claros de infección, prestar especial atención a la limpieza y desbridamiento.

Al realizar el seguimiento de la evolución de heridas crónicas, debemos saber que éstas no revierten el estadio. Las heridas cicatrizan hacia una menor profundidad, pero no se sustituye el tejido muscular, tejido celular subcutáneo o dermis destruidos, hasta que no tiene lugar la reepitelización.

Para determinar la evolución de la lesión, el mejor sistema es el desarrollado y validado por el comité Consultivo Nacional Norteamericano de Úlceras por Presión (Nacional Pressure Ulcer Advisory Panel) que han desarrollado una escala de curación de las UPP, conocida por su acrónimo ingles PUSH (Preassure Ulcer Scala for Healing)[30].

La continuidad en la prevención es un punto clave en las heridas crónicas, ya que en poco tiempo un paciente puede desarrollar suficiente riesgo de padecer una herida. A nivel domiciliario, es fundamental la implicación y formación del familiar que cuida, no solo en cura sino en prevención. Si se trata de personas institucionalizadas, debemos trabajar en coordinación con el equipo asistencial de la misma y participar en la formación continuada del personal. En el caso de hospitales, la valoración se realiza al ingreso, y si la persona presenta riesgo se debe iniciar de manera inmediata medidas de prevención.

El registro de la actividad relacionada con los cuidados aplicados a las heridas, no sólo es una obligación legal (Ley 41/2002), y ayudará a la mejoría del paciente, sino que también es esencial ante posibles demandas legales[31]. Desafortunadamente, la documentación escrita es aún insuficiente en los tres niveles: Atención primaria, hospitalaria y socio-sanitaria[32].

8. COMPLICACIONES

Podemos encontrar diversas complicaciones dentro de las heridas crónicas, siendo la más común la infección.

Como ya sabemos, la piel es un órgano protector, por lo cual, cuando se produce una lesión con pérdida de continuidad de la piel, el cuerpo queda expuesto a la entrada de microorganismos. Una lesión crónica es un medio ideal para acumular dichos microorganismos, considerándose como una herida contaminada. Para poder hablar de infección debe producirse un crecimiento, multiplicación e invasión de los tejidos del huésped por las bacterias, dando lugar a la aparición de lesiones celulares y/o reacciones inmunitarias en el huésped. Existe un desequilibrio entre la capacidad de defensa del organismo y la virulencia del patógeno, a favor de éste[33-34].

Aunque observemos síntomas y signos característicos de infección, para poder confirmar dicha sospecha debemos realizar un frotis superficial con torunda, aspiración percutánea y/o biopsia tisular, identificando también así los microorganismos implicados en la infección. El objetivo final es el identificar aquellos microorganismos y evitar tratamientos antibióticos innecesarios o inadecuados, pero además, de minimizar las posibles complicaciones[33]. De forma general, aquellas infecciones que van a requerir de un tratamiento antibiótico sistémico son la celulitis, osteomielitis y bacteriemia[34].

9. RESUMEN

Las heridas crónicas son uno de los aspectos que incrementan la estancia hospitalaria, así como de los costes sanitarios, provocando retrasos del alta hospitalaria y del tiempo dedicado por los profesionales de enfermería al tratamiento y la frecuencia de curas.

En este capítulo tratamos los aspectos más importantes comenzando por una introducción a la anatomía y fisiología de la piel para contextualizarnos, así como sus características y funciones principales.

Como aspecto fundamental del mismo, indicamos una serie de pautas a seguir a la hora de valorar y tratar las heridas crónicas, así como una valoración adecuada y detallada de la lesión, sin excluir al paciente en su globalidad. Este proceso se completa con un análisis de la evolución de la herida, y la realización de una amplia evaluación de todo el proceso para asegurarnos que no se han cometido fallos, o poder subsanarlos en un futuro.

Por último, y no por ello menos importante, hablamos sobre aquel dolor, entendiéndolo como una experiencia sensacional y emocional desagradable para la persona que lo padece; generado por un daño tisular real o potencial. Uno de nuestros objetivos será intentar mitigar el dolor en la medida de lo posible a través de las técnicas y procedimientos enfermeros.

A través de una evidencia científica actualizada, así como de guías de cuidados y otras publicaciones de gran trascendencia científica, podremos realizar una adecuada valoración de la persona y de la herida crónica, llevando a cabo unos cuidados de calidad, centrados en la persona, y no sólo en la herida.

10. BIBLIOGAFÍA:

1. Arenas Guzmán R. Dermatología, atlas, diagnóstico y tratamiento. Quinta ed. De León Fraga J, editor.: Mc Graw Hill; 2013.

2. Buonsante ME. Tipos de piel: Su Cuidados e Hidratación. Dermo Esencia. Fascículos dermatológicos. 2010 Junio.

3. Iglesias Diez L, Guerra Tapia A, Ortiz Romero PL. Tratado de Dermatología. 2nd ed. Madrid: Mc Graw Hill; 2004.

4. Conejo-Mir J, Moreno JC, Camacho FM. Manual de Dermatología. Primera edición ed. Madrid: Grupo Aula Médica, S.L.; 2010.

5. Guarin-Corredor C, Quiroga-Santamaría P, Landinez-Parra NS. Proceso de Cicatrización de heridas de piel, campos endógenos y su relación con las heridas crónicas. Revista Facultad de Medicina. 2013; 61(4): p. 441-448.

6. Therese K W, Paige T. Fisiología de la cicatrización de la herida: de la lesión a la maduración. Surgical Clinical N Am. 2010; 89: p. 599-610.

7. Posnett J, Gottrup F, Lundgren H, Saal G. The resource impact of

wounds on health-care providers in Europe. J Wound Care 2009; 18: 154-61.

8. Bryant RA, Nix DP. Acute and chronic wounds. Current Management concepts. Third Edition. Missouri: Mosby Elsevier 2007.

9. Pancorbo-Hidalgo Pedro L, García-Fernández Francisco P, Torra i Bou Joan-Enric, Verdú Soriano José, Soldevilla-Agreda J.Javier. Epidemiología de las úlceras por presión en España en 2013: 4º Estudio Nacional de Prevalencia. Gerokomos [revista en la Internet]. 2014 Dic [citado 2016 Mar 02]; 25(4): 162-170. Disponible en: http://scielo.isciii.es/scielo.php?script=sci_arttext&pid=S1134928X2014000400006&lng=es. http://dx.doi.org/10.4321/S1134-928X2014000400006.

10. L. Alepuz Vidal, J. C. Benítez Martínez, J. Casaña Granell et al. Versión rápida de la Guía de Práctica Clínica para el cuidado de personas con úlceras por presión o riesgo de padecerlas. Generalitat Valenciana. Conselleria de Sanitat. Generalitat 2012. Disponible en: http://gneaupp.info/version-rapida-de-la-guia-de-practica-clinica-para-el-cuidado-de-personas-con-ulceras-por-presion-o-riesgo-de-padecerlas/

11. M. Barba Monjó, C. Barberán Garcia, M. Bermejo Martínez, et al. Protocolo de Gestión Integral en la Organización del Trabajo Enfermero para la Prevención y Tratamiento de la Herida Crónica Cutánea. Disponible en:http://docplayer.es/13921708-Protocolo-de-gestion-integral-en-la-organizacion-del-trabajo-enfermero-para-la-prevencion-y-tratamiento-de-la-herida-cronica-cutanea.html

12. Guía de práctica clínica para la prevención y el tratamiento de las úlceras por presión. Servicio Andaluz de Salud. Junta de Andalucía.2007.

13. Colegio Oficial de Enfermería de Huesca. Heridas Crónicas: Un Abordaje Integral. Huesca; 2012.

14. Guía para la Prevención y Manejo de las UPP y Heridas crónicas. Ministerio de Sanidad, Servicios Sociales e Igualad. Sanidad 2015.

15. M. Barba Monjó, C. Barberán Garcia, M. Bermejo Martínez, et al. Protocolo de Gestión Integral en la Organización del Trabajo Enfermero para la Prevención y Tratamiento de la Herida Crónica Cutánea.

16. Norton D. Norton revised risk scores. Nursing Times 1987; 83 (41)

17. Torra i Bou JE. Valorar el riesgo de presentar úlceras por presión. Escala de Braden. Rev ROL Enf 1997; 224: 23-30.

18. Fuentelsalz C. Validación de la Escala EMINA©: un instrumento de valoración del riesgo de desarrollar úlceras por presión en pacientes hospitalizados. Enfermería clínica 2001 11 (3): 97-103.

19. Waterlow J. A risk assessment card. Nursing Times 1985; 81 (49): 51-55.

20. Cubbin B, Jackson C. Trial of a pressure area risk calculator for intesive therapy patients. Intensive Care Nurs 1991; 7: 40-4.

21. Guía de práctica clínica de Enfermería: prevención y tratamiento de úlceras por presión y otras heridas crónicas. Generalitat Valenciana. Consellería de Sanitat. 2008.

22. García Fernández Francisco Pedro, Pancorbo Hidalgo Pedro L., Soldevilla Ágreda J. Javier, Blasco García Carmen. Pressure ulcer risk assessment scales. Gerokomos [revista en la Internet]. 2008 Sep [citado 2016 Mar 22]; 19(3): 136-144. Disponible en: http://scielo.isciii.es/scielo.php?script=sci_arttext&pid=S1134-928X2008000300005&lng=es.

23. Fuentelsaz Gallego C. Validación de la Escala EMINA: un instrumento de valoración del riesgo de desarrollar úlceras por presión en pacientes hospitalizados. Enfermería Clínica 2001; 11 (3): 97-103.

24. IASP: International Association for the Study of Pain [Internet]. Washington, D.C: Copyright; c2009 [actualizado 09 Feb 2016; citado 15 Feb 2016]. Disponible en: http://www.iasp-pain.org/

25. Del Arco J. Tema 1: Fisiopatología, clasificación y tratamiento farmacológico. Elsevier. 2015; 29 (1): 36-43.

26. Sancho Cantus D, Prieto Contreras L. Reflexiones en torno al dolor crónico: ¿una amenaza real? Enferm Integral. 2012; 100: 3-7.

27. Del Castillo de Comas C, Díez-Picazo L, Barquinero Canales C. Medición del dolor: escalas de medida. Elsevier. 2014; 23 (4); 44-47.

28. Cacicedo González R, Castañeda Robles C, Cossío Gómez F, Delgado Uría A, Fernández Saíz B, Gómez España MV et al. Manual de Prevención y Cuidados Locales de Heridas Crónicas. [Internet]. 1ª Ed. Cantabria.

Servicio Cántabro de Salud. [Actualizado Ene 2011; citado 19 Feb 2016]. Disponible en:
http://www.scsalud.es/documents/2162705/2163005/Manual+de+Prevec i%C3%B3n+y+Cuidados+Locales+de+Heridas+Cr%C3%B3nicas_SCS.pdf

29. Mayoral Rojals V. Convivir con el dolor crónico. La Vanguardia, España: 2015, Enero 18. Temas de Opinión. P 36.

30. National Pressure Ulcer Advisory Panel [Sede Web]. Washington: NPUAP; [acceso 02 Marzo 2016]. PUSH Tool. Disponible en:
http://www.npuap.org/resources/educational-and-clinical-resources/push-tool/

31. Guía para la Prevención y Manejo de las UPP y Heridas crónicas. Ministerio de Sanidad, Servicios Sociales e Igualad. Sanidad 2015.

32. Consejería de Salud. 3er Plan Andaluz de Salud 2003-2008. II Introducción. Sevilla 2003; 18 y 19.

33. Rodrigo García M. Factores de riesgo de infección de heridas crónicas por bacterias resistentes [tesis doctoral]. Madrid: Universidad Autónoma de Madrid, Facultad de Medicina; 2011.

34. Muñoz Algara M. Diagnóstico microbiológico y correlación clínica en paciente con herida crónica y sospecha de infección [tesis doctoral]. Madrid: Universidad Complutense de Madrid, Facultad de Medicina; 2012.

6 HERIDAS INFECTADAS

AUTORÍA:
Miriam Pereira Martín
Emilio José Nadales Moral

Referencia: Pereira Martín M, Nadales Moral EJ. Heridas Infectadas. Notas sobre el cuidado de Heridas. Huelva: Molina Moreno Editores; 2016.

1 INTRODUCCIÓN.
Siendo uno de los principales problemas a los que nos tenemos que enfrentar diariamente el personal enfermero, la infección en las heridas es quizás el tema de más controversia a la hora de diagnosticarlo y tratarlo de manera adecuada.
Nuestro objetivo es hacer ver que no hay nada "general" en la infección. No podemos tratar todas las heridas infectadas de la misma manera y no podemos basarnos en los mismos raseros a la hora de poder identificar la infección. Cada paciente es diferente y tiene diferentes patologías y otras circunstancias que pueden influir, cada herida tiene un origen distinto, está en una zona distinta, etc.
En este capítulo, intentaremos orientar y guiar al personal enfermero por el extenso mundo de la infección en las diferentes heridas y a su diagnóstico basado tanto en los signos y síntomas como en otras posibles pruebas microbiológicas. Al mismo tiempo, hablaremos sobre los diferentes tipos de tratamientos y que "no todo vale" a la hora de enfrentarnos a las curas.

2 NOCIONES (CONOCIMIENTOS PREVIOS)
   2.1 CONCEPTO
Para entender de una manera más clara la definición de la herida infectada,

primeramente debemos aclarar otros conceptos:
- Contaminación: Presencia de bacterias en la superficie de la herida (sin proliferación).
- Colonización: Presencia y proliferación de microorganismos sin respuesta del huésped.

Debido a una serie de eventos en cascada que se producen cuando hay infección, si en la herida hay signos de inflamación, edema, eritema, calor y exudado que persisten más de cinco días se debe considerar la posibilidad de que la herida esté infectada.

Se consideran como heridas infectas aquellas cuyo período evolutivo ha superado el plazo de la latencia bacteriana. Este período varía desde las 6 a las 12 horas dependiendo de la vascularización de la zona, aunque si el paciente fue tratado con profilaxis antibiótica, el periodo evolutivo puede ser de 24 horas. Este periodo puede prolongarse también a las 24 horas en determinadas zonas cuya vascularización sea mucho mayor, como el cuero cabelludo o la piel facial. También influyen factores como la edad del paciente, el grado y tipo de lesión traumática o la carga y patogenicidad de la flora bacteriana contaminante, entre otros.

También se incluyen en el grupo de heridas infectadas, aquellas lesiones que tratadas inicialmente como heridas no infectadas, en su evolución posterior muestran signos de infección.

2.2 CLASIFICACIÓN

Atenderemos a la clasificación más elemental de las heridas, puesto que para nuestro objetivo es la más eficaz. Así pues, hablaremos de infecciones en heridas agudas y heridas crónicas.

Hay otras clasificaciones que pueden realizarse: según sea el agente causal, según la zona, etc. Pero sin lugar a dudas, es mucho más visual y práctico atender solo a la tipología de la herida.

- Heridas agudas: menos de seis semanas de evolución. Ejemplos: heridas quirúrgicas, quemaduras, congelaciones, etc.
- Heridas crónicas: más de seis semanas en cicatrizar. Ejemplos: úlceras por presión, úlceras de pie diabético, úlceras venosas, úlceras vasculares.

Existen criterios de valoración y sistemas de puntuación homologados (por ejemplo la escala ASEPSIS) para identificación de la infección en heridas agudas. Sin embargo, aún no se han creado homólogos a estos sistemas para las heridas crónicas.[1]

3 ETIOLOGÍA

La infección es una de las complicaciones más frecuentes en las heridas y produce un retraso en la cicatrización y un aumento de la morbilidad y la mortalidad.

El riesgo de infección de una herida depende de varios factores[2] como son:

- Relacionados con el propio paciente: los factores debilitantes del paciente (diabetes, gota, insuficiencias arteriales o venosas,…), factores que afectan a la resistencia inmunitaria y factores que disminuyen la perfusión tisular.
- Relacionados con el tipo de herida: ya sea herida aguda o crónica.
- Relacionados con el microorganismo que interviene: es el factor más relevante para que concurra una infección. Hay que dejar claro que la presencia de microorganismos en la herida no es dato suficiente ni factor exclusivo para que se curse una infección. Deben estar asociados a otros determinantes para que esto ocurra como enfermedades concomitantes, higiene, etc.

Que estos microorganismos causen más o menos daños dependerá de la resistencia del huésped, del tipo al que pertenezcan y de su número[3]. Como ejemplos de microorganismos podemos hablar de:

- Bacterias anaerobias: como el clostridium tétani, clostridium perfringens,…
- Anaerobios facultativos: pasteurella, bartonella henselae,…
- Bacterias aerobias: staphylococcus.
- Infecciones por hongos.

- Relacionados con la higiene: aunque pudiera parecer un tema redundante, sí que es importante tratarlo siempre, porque no servirá hacer las mejores curas si el paciente no tiene una buena higiene o tampoco servirá que el paciente esté bien aseado pero no tenga una buena pauta de limpieza de la herida. También es importante la higiene a nivel de su estilo de vida. El alcohol, el tabaquismo o el consumo de otras drogas más, puede entorpecer gravemente la cicatrización de una herida y causar una infección.

4 DIAGNÓSTICO
4.1 CONCEPTO PREVIO

Identificar la infección en una herida es un gran reto para el personal sanitario. Si algo hay claro actualmente, es que no existe un consenso entre autores y profesionales sobre la identificación mediante los signos y los síntomas. En lo que sí están de acuerdo es en que el tratamiento se debe adecuar tanto al tipo de herida como a la fase de infección en la que esté, ya que no debemos olvidar que cada herida es única como único es cada paciente y sus circunstancias y por supuesto a la hora de valorar una herida no solo se tiene en cuenta ésta, sino el estado del paciente, el tejido que rodea a la herida, enfermedades, etc.

Según la Asociación Española de enfermedades infecciosas[4] debemos basarnos en los datos clínicos para el diagnóstico de infección. Como explicaremos más adelante, no debemos abusar ni tomar sistemáticamente muestras para estudios microbiológicos.

4.2 RECONOCIMIENTO DE LOS SÍNTOMAS CLÁSICOS

Es muy importante conocer los signos y síntomas clásicos de infección, al igual que los signos secundarios más generales que se nos pueden ir presentando.

- Signos y síntomas clásicos: dolor, eritema, calor, tumor, edema.
- Signos secundarios: el aumento del dolor, aumento del exudado, retraso en la cicatrización, mal olor, tejido friable.

4.3 TOMA DE MUESTRAS: ESTUDIOS MICROBIOLÓGICOS.

Como hemos apuntado antes, no hay que acudir de manera sistemática a estas pruebas ya que no siempre se dispone de los instrumentos o las instalaciones necesarias. Por ello, se insta a dar preferencia a la clínica. Cierto es que existen una serie de casos en los que sí están recomendados los estudios microbiológicos de muestras extraídas de las heridas, como por ejemplo en heridas crónicas con claros signos de infección y con gran retraso en la cicatrización y también en heridas agudas con signos graves de infección que requieran incluso la realización de hemocultivos al paciente[5].

Según aquella Asociación Española de Enfermedades Infecciosas y Microbiología clínica realizadas en 2006, el diagnóstico microbiológico se reserva para las heridas de larga evolución que no cicatrizan dentro de un periodo de tiempo razonable ante el riesgo de extensión de la infección, pudiendo aparecer celulitis, osteomielitis o una bacteriemia[4].

Las técnicas más utilizadas para la obtención de muestras son: el frotis con torunda, la aspiración percutánea y la biopsia tisular.

5 MANIFESTACIONES (SIGNOS Y SÍNTOMAS)

Como hemos ido diciendo a lo largo de este capítulo, si existe mucha controversia en referencia a los signos y síntomas que debemos tener en cuenta para diagnosticar una infección en una herida. Pero si en algo hay un claro consenso es en la diferenciación entre el tipo de herida, sea aguda o crónica, pues hay muchas diferencias entre sí. Mientras en una herida aguda la infección suele ser muy evidente, en las crónicas es mucho más sutil haciendo más complicado el diagnóstico. Existen escalas en el caso de las infecciones en heridas agudas (ASEPSIS[6]) pero nada oficial para las heridas crónicas.

5.1 HERIDAS AGUDAS

- Infección en heridas quirúrgicas[7]
    - Heridas que cicatrizan por 1ª intención: abscesos, celulitis, decoloración, el mal olor, el dolor, supuración...
    - Heridas que cicatrizan por 2ª intención: calor, eritema, edema, un tejido de granulación friable, abscesos.

- Quemaduras: Decoloración, el tejido de granulación friable que sangra con facilidad, aumento del volumen del exudado, pérdida de injertos, edemas...

Nota: Es importante indicar que el dolor no siempre es indicador de infección en este tipo de heridas. También hay que destacar que el eritema debido a la infección puede no distinguirse de la inflamación normal de la herida. En cuanto al aumento de la supuración es muy difícil sino imposible de determinar debido al alto volumen de fluido producido en aquellas quemaduras totales.

5.2 HERIDAS CRÓNICAS

- Infección de pie diabético: los signos y síntomas pueden quedar enmascarados por los de la propia enfermedad. No muestra la respuesta inflamatoria típica a la infección y aun así el diagnóstico es clínico[8]. La infección puede revestir distintos grados, desde el grado I (no infección) hasta el grado IV (fiebre, vómitos, shock). Al no parecerse a otras heridas tiene un criterio diferente de medida de la infección, el PEDIS[9]. En general se considera que una herida está infectada cuando se observa supuración o hay dos o más signos inflamatorios.
- Úlceras por presión: con olor muy característico, induraciones y eritema, retraso en la curación, fiebre...
- Ulceras venosas de la pierna: Decoloración, enrojecimiento leve, coloración verdosa-azulada, supuración, cambios en la naturaleza del dolor.
- Úlceras arteriales: Mal olor, calor, hinchazón, eritema, aumento de la supuración.

6 TRATAMIENTO

El tratamiento que debemos utilizar contra la infección de una herida requiere de un enfoque interdisciplinar, siendo muchas veces necesaria la colaboración de distintos profesionales y especialistas para lograr la correcta curación de una herida infectada. Existen diversas formas en las que enfermería puede lograr mejorar la evolución de una herida infectada, entre ellas:

- La optimización del huésped: se trata de mejorar la capacidad del paciente para luchar contra la infección y así mejorar el estado de la herida, consiguiendo su cicatrización. Factores como una buena nutrición e hidratación, un buen control de la glucemia en pacientes diabéticos u controlar otras patologías ayudarán a cumplir nuestro objetivo.
- Higiene y prevención: Debemos aplicar aquellas medidas de control pertinentes para evitar la contaminación de una herida. La

limpieza periódica de la herida, el uso de apósitos correctos, el drenaje de supuraciones o la eliminación del tejido necrótico, son algunas actuaciones que podemos realizar para mejorar la evolución de una herida.

6.1 LIMPIEZA DE LA HERIDA

La limpieza se debe realizar siempre que se vaya a comenzar una nueva cura o un nuevo tratamiento, con el objetivo de arrastrar y librar la herida de carga bacteriana, exudado, tejido necrótico e infectado y cuerpos extraños que dificultan la formación de tejido de granulación y la cicatrización.

La limpieza de la herida debe ser realizada con solución salina al 0'9%, idealmente a unos 30-35° C; a una presión de 2kg/cm2. Para ello es recomendable usar una aguja o catéter de 19mm.

También se puede utilizar una torunda de gasa para limpiar la herida de forma suave, aunque esta forma de limpieza puede arrastrar parte del tejido de granulación que queremos preservar y por lo tanto no es del todo recomendable.

6.2 CONTROL DEL APÓSITO

Las heridas infectadas pueden producir exudado que necesita ser absorbido por el apósito de elección para mantener la herida lo más limpia posible.

Los apósitos deben cambiarse según el nivel de exudado. Cada vez que éstos sean saturados, debe realizarse un cambio de apósito junto a una nueva cura. El apósito debe colocarse desde el centro hacia los bordes, siempre excediendo en tamaño unos 2-3 cm a los bordes de la herida para evitar realizar daños al retirarlo. Cuando se realice su retirada, deben despegarse primero las esquinas, para luego continuar con el resto del apósito suavemente.

6.3 DESBRIDAMIENTO

En segundo lugar, tras la limpieza de aquella herida infectada, debemos proporcionar el medio óptimo para la cicatrización de esta. Para ello tenemos que reducir la carga bacteriana que contiene. Es, por tanto necesario la eliminación del tejido necrótico y esfacelado que se pueda tener. Para evitar esto, debemos utilizar el desbridamiento siempre que no esté contraindicado para liberar a la herida del tejido esfacelado y necrótico. Existen varios tipos de desbridamiento.

- Desbridamiento quirúrgico: Consiste en eliminar el tejido necrótico o esfacelado a través de un bisturí o tijera, cortando el tejido que se desee eliminar[10].
- Desbridamiento mecánico. Consiste en remover aquel tejido esfacelado o necrótico a través de un procedimiento mecánico de arrastre.
- Desbridamiento enzimático. Consiste en el aplicar un ungüento, crema o pomada que contiene las enzimas proteolíticas o los agentes desnaturantes sobre el tejido

necrótico o esfacelado. Su aplicación se debe repetir varias veces al día (dependiendo del ungüento usado) hasta desbridar completamente la herida.
- Desbridamiento autolítico. Se trata de la colocación de un apósito interactivo o bioactivo sobre la herida, después de haber realizado una limpieza previa de ésta. La utilización de estos apósitos crea un ambiente húmedo y propicio que permite la eliminación del tejido esfacelado o necrótico. Es un proceso indoloro y cómodo para el paciente, pero también lento, ya que necesita un tiempo de entre 72-96h para que los enzimas actúen.

6.4 ANTIMICROBIANOS TÓPICOS

Debido al reciente aumento de la resistencia a los antibióticos, el uso de los antimicrobianos tópicos es cada vez más extendido en el tratamiento y cuidado de aquellas heridas. Las características que debe cumplir un antimicrobiano ideal son los siguientes[11].

- Actividad de amplio espectro.
- Rapidez de acción y efecto duradero.
- No debe de producir irritaciones ni las reacciones de hipersensibilidad.
- Nula capacidad de absorción.
- Eficaz a bajas concentraciones.

Los antimicrobianos tópicos deben dejarse de usar cuando:
- Desaparezcan los signos de infección. Proceder con una cura normal a partir de entonces.
- Cuando empieza a cicatrizar la herida.
- Si el paciente sufre algún efecto adverso relacionado con aquel producto usado.

Entre algunos de los antimicrobianos tópicos más usados por enfermería se encuentran:

- SULFADIAZINA ARGÉNTICA (PLATA):

La plata es un compuesto que lleva usándose desde hace muchísimo tiempo en el tratamiento de heridas. Su alto poder bactericida, antiviral, fungicida y su rápida absorción y efectividad la han hecho un aliado a tener en cuenta en la ayuda a la curación y cicatrización de cualquier herida crónica.

En algunos estudios[12] se argumenta que los apósitos que contienen plata son tóxicos para los queratinocitos, aunque en otros[13,14] no se encuentra toxicidad alguna para los tejidos.

Con todas las ventajas que ofrece, y las pocas y relativas desventajas que posee; podemos concluir que la plata es uno de los antimicrobianos más recomendados en el uso del tratamiento de la infección de heridas crónicas.

- YODO

Los yodóforos son antisépticos de un amplio espectro antimicrobiano, disponibles en varias fórmulas y usados desde hace muchos años.

El yodo actúa de forma rápida (3 min) y tiene un efecto residual de unas 3 horas. Destruye los virus, hongos, bacterias Gram + y Gram -. Los inconvenientes más destacados de los yodóforos es que retrasan el crecimiento del tejido de granulación, pueden provocar cierta irritabilidad cutánea y tienen cierta capacidad de absorción a nivel sistémico, por lo que están contraindicados en embarazos, recién nacidos, lactantes y personas con alteración tiroidal.

- CLORHEXIDINA

Se trata de un antiséptico bactericida de amplio espectro, aunque también ha demostrado tener efecto viricida y esporicida. No es irritante y no tiene ninguna capacidad de absorción. Tiene un efecto rápido (15-30 segundos) y duradero (6 horas). Además, la clorhexidina no se inactiva ante heridas que contengan sangre o los exudados purulentos y no provoca reacciones sistémicas. Todas estas propiedades han ido consolidándolo como uno de los antimicrobianos más seguro y efectivo.

- ALCOHOL 70%

Es usado como un bactericida. Su uso es ampliamente extendido como antiséptico cutáneo en la profilaxis en las inyecciones y extracciones sanguíneas. Aunque su uso en zonas cutáneas está justificado, no se debe usar en heridas por su efecto irritativo y doloroso en los tejidos. Además el alcohol es una sustancia que se inactiva frente a materia orgánica, por lo que reduce su capacidad de acción[11].

- AGUA OXIGENADA

Existen pocas evidencias científicas respecto a la capacidad bactericida del agua oxigenada. Su efecto deriva de su efervescencia: por un lado, tiene cierto componente desbridante, pero su principal característica es su capacidad de oxigenación de la herida; siendo esto bastante útil para eliminar bacterias anaerobias. No usar en mucosas.

6.5 ANTIBIOTERAPIA SISTÉMICA

La aplicación de antibióticos sigue siendo una parte muy importante y eficaz en el tratamiento de las heridas infectadas.[2] Se deben utilizar solo en:

- Profilaxis cuando hay un riesgo muy elevado de infección de una herida, como en heridas traumáticas "sucias" y cirugías con alto riesgo de contaminación.
- Infección diseminada de una herida, o la infección generalizada.
- Presencia de estreptococos betahemolíticos en un cultivo, incluso en ausencia de signos de infección.

7 EVOLUCIÓN

El objetivo fundamental, siempre que nos sea posible, es conseguir la cicatrización de la herida, pero como objetivos secundarios debemos tener en cuenta también el tratamiento de los síntomas como el dolor y mejorar la calidad de vida del paciente. En relación con la cicatrización[15,16] comprende varias etapas: fase inflamatoria (3-4 días), fase de proliferación (puede durar días o semanas) y fase de remodelación (comienza 24 días después de realizarse la lesión y puede durar hasta un año). Estas serían las fases fisiológicas por las que pasaría una herida hasta la cicatrización pero a veces se prolongan o no se consigue el objetivo debido a multitud de variables dependientes del paciente (patologías de base, higiene…), del propio tipo de herida o incluso del personal que atiende a su curación.

7.1 TIPOS DE CICATRIZACIÓN

- Por primera intención: se puede observar en heridas operatorias e incisas. Requiere las siguientes condiciones: ausencia de infección, hemostasia perfecta, afrontamiento correcto de sus bordes…
- Por segunda intención: es lenta y a expensas de un tejido de granulación bien definido, dejando una cicatriz larga y antiestética.
- Por tercera intención: la herida no se sutura inmediatamente sino tras un tiempo en el que crece tejido de granulación.
- Por cuarta intención: aceleramos la curación por la implantación de injertos.

7.2 FISIOPATOLOGÍA

- Cicatrización aséptica: sigue las etapas ya descritas en la bibliografía de las heridas. Si es una incisión quirúrgica se dará con un mínimo de traumatismo. La unión de los bodes también cura rápidamente y con escasa fibrosis conjuntiva.
- Cicatrización Séptica: Cuando la infección complica la evolución de la herida, entonces la cicatrización se torna prolongada, pudiendo demorar semanas o meses.

A continuación detallaremos los factores que influyen en el proceso de cicatrización, que afectan a los propios de la herida, a las condiciones generales del paciente y a las condiciones que rodean a ambos.

- Intrínsecos
- Relacionados con la herida[16,17,18]: temperatura, pH, humedad de la herida, tipo de tejido, oxigenación, carga microbiana y localización de la herida.
- Relacionados con el paciente: el estado nutricional e hidratación, edad, sistema inmunológico, enfermedades concurrentes y hábitos negativos.
- Extrínsecos
- La habilidad y conocimientos del profesional sanitario: de la

capacidad de evaluar la herida y tomar decisiones dependerá el éxito en el control de los síntomas y los resultados del tratamiento.
- <u>Factores dependientes del recurso y tratamiento</u>: dependen de la disponibilidad de los productos adecuados al momento evolutivo d la herida.

Cuando la evolución de una herida no es la adecuada, su aspecto y sensibilidad cambian de una manera clara. Los signos locales de infección aparecen circundando a la herida, son evidentes, y en ocasiones hasta las más pequeñas heridas pueden dar lugar a cuadros que compliquen el proceso de recuperación. Si el proceso no es controlado, puede extenderse y crear afectación a nivel regional, e incluso en ocasiones a nivel general.

La consecuencia fundamental de la infección sobre la herida, consiste en enlentecer el proceso de cicatrización, pudiendo dar lugar a la cronificación de la lesión por su imposibilidad para cerrar debido a la alteración de los tejidos.

Con toda esta información, ahora sí podemos valorar la evolución de nuestra herida, que constituirá el primer paso para seleccionar el tratamiento adecuado, a la vez que servirá como elemento predictivo de su evolución.

Debemos considerar: la localización de la herida, el tamaño y profundidad, el tipo de tejido y la presencia de exudado. Además de los aspectos locales, se debe valorar aquel estado general del paciente y los aspectos socioeconómicos relacionados (sobre todo en heridas cronificadas de larga duración).

Con todo esto, nuestra herida mostrará una evolución:
- favorable: si presenta abundante tejido de granulación, con bordes planos y color nacarado.
- Desfavorable: si presenta tejido necrótico y de fibrina, más signos de infección (eritema en los bordes, edema, enrojecimiento local, aumento de la temperatura, inflamación, exudado purulento, dolor).

Aunque debemos de tener en cuenta que los signos claros de infección no surgen siempre, especialmente en pacientes con heridas crónicas o diabetes mellitus.

8. RECOMENDACIONES

A día de hoy, la infección de heridas sigue siendo un problema delicado y complejo, y representa una carga considerable para el sistema sanitario. De ahí la importancia de evadirla o reducirla al máximo de la mano de la prevención.

Para conseguirlo debemos centrar nuestros esfuerzos en varias líneas[1].
- Optimizar la respuesta del huésped.
- Reducir la carga de microorganismos.

- Medidas generales (síntomas, educación, ...)
- Reevaluar con regularidad tanto la herida, como el paciente como el tratamiento.

Como normas generales:
- Evitar tracciones fuertes o golpes sobre la herida; por lo tanto no se deberá hacer esfuerzos con las partes del cuerpo en las que se encuentra la misma.
- Mantener una buena higiene. En el caso de que la herida pudiera mojarse, no frotarla, sólo hacer un poco de presión; es importante secarla muy bien con una gasa estéril.
- Las heridas quirúrgicas no requieren de la aplicación de los medicamentos, a menos que estén infectadas. En otros casos debe seguir las indicaciones del médico.
- Si existe dolor, tomar los analgésicos indicados por el médico.
- Es importante mantener una alimentación equilibrada o en caso particular, la dieta que el médico le haya indicado. Los suplementos de vitamina C, contribuyen a una mejor cicatrización.
- Seguir con el tratamiento que tenga indicado por los médicos previo a la herida (diabetes, HTA, colesterol,...); el control de dichas enfermedades es de vital importancia para la recuperación.
- Si el paciente sufre una diabetes, es importante que esté bien controlada, pues una alta concentración de glucosa en sangre, puede complicar la cicatrización de las heridas.
- Como cuidados adicionales que mejoren la salud y favorecen la cicatrización adecuada, es recomendable reducir el consumo de alcohol y eliminar el consumo de tabaco.

Como normas indispensables:
- Deberá mantener la herida lo más limpia posible y tener nociones de la sintomatología de infección para detectarla si ocurriese.
- Detección precoz de síntomas de infección[7]: Aumento de dolor, hinchazón, enrojecimiento o calor alrededor de la herida.
- Pus: Observar la herida y fijarse si hay pus o líquido de color amarillento o verdoso. También si tiene un olor desagradable. Si ve pus o un líquido opaco saliendo de la herida, es un gran indicador de una infección.
- Temperatura y sensación general.

9 RESUMEN

La infección en una herida es una complicación con la que los profesionales sanitarios lidiamos diariamente, siendo uno de los problemas que más consumo provoca a nivel de nuestro Sistema Nacional de Salud en relación de gastos materiales, humanos y farmacológicos. De ello estriba que un diagnóstico precoz y más aún una prevención correcta sean de mucha importancia para la salud de la población en general, destacando que actualmente y cada vez más, la población va adquiriendo resistencias a los antibióticos más y más evidentes.

Si bien es verdad que existe una definición global para herida infectada, su clasificación es más abstracta, ya que según a lo que atendamos, se realizará una clasificación u otra (tipo de herida, agente causal,...).Pero lo más sencillo para su estudio es clasificarla según su tipología: agudas o crónicas.

En cuanto que los signos y síntomas clásicos de una infección – dolor, calor, edema, tumor – son bien conocidos por el personal sanitario, es muy frecuente que otros indicadores más sutiles, menos usuales, se nos escapen en nuestra valoración diaria. Esto es debido a que ciertas infecciones en determinadas heridas (sobre todo en las crónicas como la úlcera de pie diabético), tengan unas características que las hace más especiales y que sin una adecuada formación continuada por parte del personal sanitario podemos no saber distinguirlas. Cómo podemos observar, el noventa por ciento de las veces el personal sanitario se basa en la clínica para determinar la existencia o no de una infección.

En el momento que se puede saber a ciencia cierta que existe una infección manifiesta, hay que planificar el tratamiento a seguir. No vale cualquier tratamiento estandarizado, eso lo recoge la experiencia de muchos profesionales que saben que toda herida es única y como tal hay que tratarla. Hay miles de tipos de apósitos, cremas, geles, etc. para combatir la infección pero debemos de estar previamente seguros de cuáles son los más indicados en cada ocasión para que no sea contraproducente.

Pero si algo merece ser destacado es que si queremos que una herida que ha sufrido una infección evolucione correctamente, debemos realizar como enfermeros y enfermeras una valoración diaria, no solo del estado de la herida sino del paciente de manera más global, más holística. Con ello daremos al paciente una atención más completa y conseguiremos prevenir (con ayuda de la información y el feed back) una reagudización de aquella infección.

10 BIBLIOGRAFÍA

1.- Tagle López D, Ferrer Hernández M, Arias Saldivar T, Sotolongo Hernández T, Valdés Dupeyrón O. *Infección de la herida quirúrgica. Aspectos epidemiológicos.* Rev Cub Med Mil [Internet] 2007 [citado en 2016]; 78 (2). Disponible en: http://scielo.sld.cu/scielo.php?pid=S0138-65572007000200008&script=sci_arttext&tlng=en

2.- Principios de las mejores prácticas: *La infección de las heridas en la práctica clínica [Internet]. Consenso internacional.* London: MEP Ltd, 2008. Disponible en:

file:///C:/Users/USER/Desktop/libro%20heridas%20infectadas/docume
ntos%20miriam/17%20%201%20CI%20infección%20heridas.pdf

3.- SlideShare [Internet] Salud y medicina: Monterroza Berrio E; 6 de
Marzo del 2015 [2016; 4 de Junio de 2016] Disponible en:
http://es.slideshare.net/ELKINMONTERROZA/infecciones-de-heridas

4.- Cisneros Herreros J.M, Cobo Reinoso J, Pujol Rojo M, Rodríguez Baño
J, Salavert Lletí M. *Guía para el diagnóstico y tratamiento del paciente con
bacteriemia*. Guías de la Sociedad Española de Enfermedades Infecciosas y
Microbiología Clínica. SEIMC. 2007; 25(2) 111-30.

5.- European Wound Management Association (EWMA). Position
Document: *Identifying criteria for wound infection* [Internet]. London: MEP Ltd;
2005 [acceso 25 de Agosto de 2016]. Disponible en:
file:///C:/Users/USER/Desktop/libro%20heridas%20infectadas/docume
ntos%20miriam/16%20Delphi.pdf

6.- Nve Obiang E, Badía Pérez JM. *Infección del sitio quirúrgico; definición,
clasificación y factores de riesgo*. En Guirao GX. Arias DJ; editores. Infecciones
quirúrgicas. Guías clínicas de la Asociación Española de Cirujanos. Vol 1.
Ed. España: Arán:2006. p. 105-119.

7.- Cutting K.F, White R.J. *Revisión de criterios para la identificación de las
infecciones en heridas*. Gerocomos 2006;17(1):39-47.

8.- Viadé J. *Pie diabético: Guía práctica para la prevención, evaluación y tratamiento*.
2006.

9.- International Working Group on the diabetic foot. Amsterdam,
Netherlands; International Diabetes Federetion: 2003.

10.- Aburto I, Morgado P. *Manejo y tratamiento de las heridas y úlceras:
Desbridamiento y manejo de heridas infectadas*. Serie guías clínicas 3. Gobierno de
chile, Ministerio de salud. Santiago, Julio 2000.

11.- Casamada N, Ibáñez N, Rueda J, Torra JE. Guía práctica de la
utilización de antisépticos en el cuidado de heridas, ¿Dónde?, ¿cuándo? y
¿por qué? Barcelona: Laboratorios SALVAT, 2002

12.- Lam PK, Chan ES, Ho WS, et al. *In vitro cytotoxicity testing of a
nanocrystalline silver dressing (Acticoat) on cultured keratinocytes*. Br J Biomed Sci
2004; 61 (3): 125-27.

13.- Fraser JF, Cuttle L, Kempf M, et al. *Cytotoxicity of topical antimicrobial agents used in burn wounds in Australasia.* ANZ J Surg 2004; 74: 139-42.

14.- Dunn K, Edwards-Jones V. *The role of Acticoat with nanocrystalline silver in the management of burns.* Burns 2004; 30 (suppl 1): S1-S9

15.- Andrades P, Sepúlveda S y González J. Curación avanzada de heridas. Rev. Chil Cir [Internet]. 2004[citado 24 Jun 2016];56(4):396-403. Disponible en:http://cirujanosdechile.cl/revista_anteriores/PDF%20Cirujanos%202004_04/Rev.Cir.4.04.(18).AV.pdf

16.- Verde J.M. Tratamiento y cuidado de las heridas −El modelo de cura húmeda-. Tend en Medic [Internet]. 2015 [citado 24 Jun 2016];46:137-143. Disponible en: https://issuu.com/farmanuario/docs/tendencias_46

17.- Muñoz García F. Cuidados para la curación de heridas y quemaduras. Portal Sanitario Asepeyo. Sep 2011. Disponible en:http://salud.asepeyo.es/wp-contentspy/uploads/2011/09/591_Manual_Heridas%20y%20quemaduras.pdf

18.- López Tagle D, Hernández Ferrer M, Saldivar Arias T, Sotolongo Hernández T, Valdés Dupeyrón O. Infección de la herida quirúrgica. Aspectos epidemiológicos. Rev Cub Med Mil[Internet]. 2007[citado 15 Jul 2016];36(2).

7 LESIONES CUTÁNEAS

AUTORÍA:
María del Carmen Roldán Polo
Sonia Rivas Rius

Referencia: Roldán Polo MC, Rivas Rius S. Lesiones cutáneas. Notas sobre el cuidado de Heridas. Huelva: Molina Moreno Editores; 2016.

1. INTRODUCCIÓN

La piel es aquel órgano más extenso del ser humano, su superficie es aproximadamente de unos 1.6 m^2 y tiene un peso de 4 kg. La piel es el órgano que nos mantiene en el contacto con el exterior pero además desempeña múltiples funciones de una vital importancia para el correcto funcionamiento de nuestro organismo:
  -Función protectora.
  -Función informadora o sensibilidad.
  -Función termorreguladora.
  -Función metabólica.
  -Función excretora.
  -Función de absorción.
  -Función de respuesta inmune.
La piel está formada por tres capas: epidermis, dermis y tejido subcutáneo y por los anejos cutáneos.[1,2]

2. DEFINICIÓN

Las lesiones cutáneas son una alteración de la piel, con pérdida o no de la continuidad de la superficie cutánea, que impide que esta realice todas sus funciones de manera habitual, produciendo, en la mayoría de los casos, alguna alteración visual perceptible a simple vista que nos hace identificarla. Pueden ser generalizadas o pueden encontrarse en una zona concreta. Los pliegues cutáneos suelen ser una zona propensa a la aparición de lesiones por su retención de humedad en la zona. Pueden ser del color normal de la piel o pueden presentar gran variedad de colores. Es bastante importante el color porque nos puede proporcionar una pista para su clasificación[3].

3. ETIOLOGÍA

La aparición de lesiones cutáneas se pueden deber a muchos factores.

En primer lugar hablaremos de la exposición a las radiaciones ultravioletas. Son capaces de producir eritema y elastosis solar por la lesión que producen en el tejido, además de ser las responsables del envejecimiento prematuro de la piel.

El envejecimiento es el principal factor causal de lesiones cutáneas, ya que con el paso de los años se produce una gradual atrofia de todas las células del cuerpo y por ello se ve afectada la respuesta inmunitaria de la piel ante agente patógenos; y por otro lado con el paso de los años las capa cutáneas disminuyen en su grosor y espesor por lo que también contribuye a la aparición de las lesiones cutáneas, por la pérdida de continuidad de la piel que actúa como barrera para evitar la entrada de microorganismos.

Algunas enfermedades, cambios en el ph de la piel por cremas o jabones, y algunos medicamentos hacen que se pierda la capacidad protectora de esta y su continuidad produciendo así lesiones.

Cómo podemos observar la etiología de las lesiones cutáneas recae en su mayoría en los productos y radiaciones que caen sobre la piel pero no debemos olvidar que la dieta, deporte y sobre todo la hidratación tienen una gran influencia en poder mantener en un estado óptimo la piel.[3,4,5]

4. DIAGNÓSTICO

El diagnóstico es uno de los pasos más importante dentro del proceso patológico. Nos servirá para poner una etiqueta a las lesiones cutáneas que estamos estudiando. Para evitar un diagnóstico apresurado, será necesaria la realización de la historia clínica donde se recojan todos aquellos datos del paciente y sus procesos patológicos anteriores, una buena anamnesis y una exploración física más completa en la que a veces incluiremos pruebas complementarias y con la que podamos definir perfectamente el tipo de lesión con la que nos encontramos valorando su aspecto, color, forma, localización y tamaño. Sólo así lograremos conocer el diagnóstico definitivo del paciente y tratarlo de la forma más adecuada.

Tras aquellos datos obtenidos en la anamnesis y la exploración física, frecuentemente es necesaria una serie de pruebas más específicas para confirmar el diagnóstico o por el contrario descartarlo.

Entre todas las pruebas pueden aparecer: la biopsia, la luz de Wood, la prueba del parche o la epicutánea, el fototest o fotoparche, la epiluminiscencia, el examen directo a microscopia del material obtenido de la piel o la fotografía, etc. [5,6,7,8]

5. CLASIFICACIÓN Y TRATAMIENTO
5.1. Lesiones primarias
Son aquellas que se producen sobre una piel previamente sana y no producen rotura de la piel. Aparecen como respuesta a trastornos cutáneos o procesos sistémicos.[2]

A continuación, trataremos a cada lesión dentro de su clasificación, de manera individual.

5.1.1. Lesiones de consistencia sólida

- Mácula:

Es una lesión cutánea caracterizada por cambios de color, sin elevación de la piel, por tanto no puede ser palpable, ni cambios de textura, y menor de 1 cm de diámetro, ya que si es mayor se denomina mancha. El tratamiento en estas lesiones está indicado si son sintomáticas, o aquellas que sean visibles y puedan provocar estrés emocional. [2,9,10]

- Pápula:

Levantamiento sólido que mide menos de un centímetro, con involución espontánea, debida a un aumento del componente celular de la dermis o de a epidermis. Pueden ser de tipo benigno, maligno o inflamatorio y de forma puntiagudas en su vértice, romas y apenas prominentes. Cuando tiene un diámetro mayor se denomina placa o tubérculo, y suele evolucionar a ulceración o cicatrización. Los objetivos principales del tratamiento serán el control de aquellos posibles síntomas dolorosos o molestos, así como la reducción del riesgo de su transformación maligna y el control de la enfermedad subyacente. [9,10,11]

- Habón o roncha:

Es una pápula o placa rosada y edematosa, que se presenta sobreelevada, cuya característica fundamental es que desaparece siempre en menos de 24 horas y desaparece sin dejar huella. Es de tamaño variable y mal definido. Característica de la urticaria. En cuanto a su tratamiento lo primero que debemos hacer, de ser posible, es eliminar la causa desencadenante. Los antihistamínicos son el punto clave del tratamiento de la urticaria aguda y crónica. Para el alivio sintomático de las propias ronchas se puede aplicar frío local y algunas pomadas o cremas específicas para calmar el picor. [9,12,13]

- Tubérculo:

Es una lesión elevada, circunscrita, infiltrada, producida por inflamación crónica que deja cicatriz después de resolverse. [2]

- Nódulo:

Es una lesión que se identifica por la palpación, sólida, firme y redondeada o elíptica, muy bien delimitado, mayor de 1cm de diámetro, y que no necesariamente produce elevación de la piel. De evolución crónica. El tratamiento consiste en higiene local con jabones antisépticos, aplicación de calor y drenaje quirúrjico.[10,12,14]

- Goma:

Es una lesión granulomatosa necrótica, que se reblandece por el centro, se ulcera drenando pus y material necrótico, y que cura dejando una cicatriz deprimida. Se trataran como una úlcera que drena pus y tiene un material necrótico.[2,15]

- Tumor:

Es una masa sólida, sobreelevada y más grandes que los nódulos, es decir, mayor de 2 cm, que se producen por proliferación celular. Puede crecer de manera independiente de las estructuras que lo rodean y no siempre tiene los bordes definidos. Para aquellos tumores el tratamiento de elección es quirúrgico y en los casos no tratables quirúrgicamente pueden emplearse la radioterapia, quimioterapia o una combinación de ambos.[2,10]

5.1.2 Lesiones de contenido líquido

- Vesícula:

Es una lesión de contenido líquido que mide menos de 0.5cm. Puede contener líquido seroso o hemático y se forman por separación a distintos niveles de la piel. Se encuentra a un nivel subcorneo, intraepidérmico subepidérmico, o dérmicas. Como el resultado de la formación de una vesícula, la epidermis puede desprenderse parcialmente (erosión) y cura sin cicatriz.[12,14]

- Ampolla:

Es una lesión de contenido líquido que mide más de 0.5 cm. El contenido de las ampollas puede ser suero, pus o sangre. En cuanto a su tratamiento debemos eliminar el líquido del interior recortando la capa de piel muerta que guardaba este líquido, ya que si no la eliminamos el líquido puede volver a producirse y generarse de nuevo la ampolla con una vía de entrada para posibles infecciones.[9,12]

- Flictena:

Es una ampolla de gran tamaño, secundaria a un traumatismo. Se tratará igual que las ampollas de pequeño tamaño.[2]

- Pústula:

Es una vesícula de un contenido purulento que puede ser folicular o no, folicular si se asienta sobre la desembocadura de un folículo pilosebáceo, o en la epidermis. Aquel pus que contiene es una acumulación de polimorfonucleares y puede contener gérmenes o no. No dejan cicatriz al romperse. El tratamiento puede ser tópico o tratamiento sistémico si el tópico no funciona. Finalmente si ningún tratamiento funciona se procede al tratamiento quirúrgico para la extracción de comedones, el drenaje y extirpación de las lesiones quísticas.[9,10,12]

- Quiste:
Es una lesión que presenta en forma de cavidad cerrada con revestimiento interno epitelial, endotelial o membranoso, que tiene contenido líquido o semilíquido (células, productos celulares o fluido). El tratamiento si el quiste está infectado será el mismo que aquel de los abscesos que explicamos a continuación.[9,12]

- Absceso:
Es una colección de pus en la dermis o en la hipodermis que fluctúan a la presión digital, es blando y tiende a abrirse al exterior y originar fístulas. Tanto los quistes como los abscesos no se curarán solo con antibióticos, por lo que requieren un drenaje, para ello se realizará una incisión, que nos permita drenar el líquido y el pus, dejando una gasa en el agujero que queda para que este no se vuelva a llenar de este contenido.[9,16]

5.2. Lesiones secundarias
Son aquellas que aparecen por los cambios producidos en las lesiones primarias, que ocasionan rotura de la piel. [2]

5.2.1. Destinadas a eliminarse
- Escamas:
Las escamas son pérdidas de las capas más externas de la piel, resultantes de patologías que cursan con un exceso de producción de queratina. Pueden estar adheridas a la piel o que caerse de forma espontánea. Su tamaño, color y forma son variables según la patología que las cause. No existe un tratamiento único para la desaparición de las escamas, pues como dijimos anteriormente, depende de la patología que las cause. Debemos tratar la causa desencadenante para poder eliminarlas.[17,18]

- Costra:
Se producen por la desecación de una sustancia ya sea suero, sangre, exudado o restos de tejido, sobre el lecho de una herida. Pueden ser finas o gruesas y adheridas a la superficie. El tratamiento de las costras es muy sencillo, tendremos que favorecer la cura de la herida en ambiente húmedo, por tanto, debemos deshacernos de la costra ya que mantiene un ambiente seco en el lecho de la herida.[2,17,18]

5.2.2 Soluciones de continuidad
- Erosión:
Este tipo de lesiones están ocasionadas por traumatismos como el rascado, la dermoabrasión, por raspaduras o cortaduras, etc. Como consecuencia aparece una lesión húmeda, lisa, brillante y dolorosa al tacto. Sin embargo, este tipo de lesiones no deja cicatriz al curar ya que no compromete ningún plano profundo de la piel. Debemos proporcionar un ambiente húmedo para una curación rápida y eficaz. [2,12]

- Úlceras:
Este tipo de lesiones involucran pérdida de tejido tanto de la epidermis como de la dermis y, en ocasiones, pueden llegar a tejidos más profundos

como el muscular o el óseo. Es una lesión de forma cóncava, con apariencia de cráter, de tamaño variable, normalmente exudativa y de color rojizo si su lecho no sufre de necrosis o infección. Para poder describir correctamente una úlcera debemos de hablar de todas las características que la conforman como son: el estado de los bordes, la zona del cuerpo en la que ha aparecido, la profundidad que tiene y si está bien irrigada. Uno de los hechos más característicos de este tipo de lesiones es que siempre dejan cicatriz ya que, como hemos dicho antes afectan a estratos profundos de la piel.[2,12,17]

- Fisura:

Las fisuras son pérdidas lineales de epidermis y dermis, suelen estar bien definidas, con paredes verticales y en ocasiones pueden llegar a ser profundas. Si esto ocurriese, las fisuras se vuelven una lesión muy dolorosa. La falta de hidratación hace que la piel se encuentre seca, tirante, áspera y que se agriete con facilidad. Por el contrario, el exceso de hidratación en zonas cerradas del cuerpo como los espacios interdigitales, hace que la piel se macere y pierda su flexibilidad y tienda a romperse.[17,18,19]

- Intertrigo:

Estamos ante una lesión secundaria, se caracteriza por ser una inflamación de los pliegues cutáneos donde la piel roza entre sí. La humedad y la temperatura elevada de la piel son factores predisponentes para la aparición del intertrigo. Hay una mayor probabilidad en personas con sobrepeso u obesidad. Se caracteriza por ser un eritema leve inicialmente con placas rojas, que si no se frena puede llegar a convertirse en una inflamación intensa con erosiones, supuración, maceración y fisuras. Este tipo de lesiones se trataran con cremas de corticoides y si la infección es importante deberá tratarse con antibióticos.[20,21]

5.2.3 Reparadoras o hiperplásicas

- Cicatriz:

Cuando el proceso de curación de una herida comienza, se sustituye el tejido conjuntivo que formaba la herida por tejido fibroso. Este nuevo tejido conforma la cicatriz. En un principio suelen ser rojizas o rosadas y algo elevadas y con el paso del tiempo se aplanan y se vuelven más blanquecinas. Este nuevo tejido de cicatrización es mucho más duro que la piel normal y en la zona de la cicatriz se pierde la elasticidad normal de la piel.[17,18,22]

- Queloides:

Los queloides son formas patológicas de cicatrización de heridas, estamos ante un crecimiento exagerado de tejido cicatrizal con alto contenido de colágeno en sitio de una lesión. La característica principal de los queloides es que no se aplanan con el tiempo ni se hacen menos visibles. Pueden llegar a expandirse fuera de los límites de la lesión primaria, y llegar a reducir la movilidad de ciertas partes del cuerpo según la localización de la lesión como en manos o pies. Como una cicatriz que es, tienen carácter permanente pero se puede tratar su sintomatología para mejorar la calidad de vida de la persona. Desarrollaremos los diferentes tratamientos en el apartado 8 "Tratamiento y cuidados de las cicatrices patológicas".[22,23]

- Atrofia:

Hablamos de atrofia cuando aparece en la piel una depresión que afecta tanto a epidermis como incluso a la dermis. Tenemos una piel mucho más fina que pierde su gran elasticidad, sin vello ni marcas de la piel y más translucida, pueden llegar a verse los vasos sanguíneos. La atrofia cuando es lineal se denomina estría.[12,15]

- Esclerosis:

La esclerosis es una lesión secundaria que se caracteriza por la acumulación de los elementos que forman la piel, en especial de las fibras de colágeno. Por tanto, tendremos una piel dura, rígida, brillante y difícil de pellizcar. Estamos ante una lesión crónica y que no tiene un tratamiento único debido a que no se conoce su etiología, intentaremos mejorar la calidad de vida del paciente y evitar la progresión de la enfermedad.[24]

- Liquenización:

La liquenización representa una zona engrosada de la piel debido a la irritación provocada por el rascado continuo y repetido de una zona del cuerpo. En la zona afectada tendremos una piel engrosada y rugosa, más oscura que la piel intacta, con pliegues muy marcados y que aparece con una sensación de prurito muy grande. El tratamiento ira encaminado a eliminar el agente causal de la lesión.[15,18]

6. CICATRICES

La cicatriz, además de ser todo un mecanismo de defensa de la piel, puede ocasionar problemas médicos tales como el prurito, dolor, problemas psicológicos en relación con la imagen corporal... entre otros muchos. Al producirse la herida se desencadenan los procesos de reparación cutánea que se encargan de mantener la homeostasis del medio interno, formando de este modo la cicatriz.

6.1 Definición

Es una marca en la piel que perdura tras su curación, o lo que es igual, una respuesta fisiológica de nuestro cuerpo ante una situación en la que se ha alterado la integridad cutánea, alterando su estructura y su función. Es originada tras la aparición del tejido fibroso de reemplazo. La cicatriz no tiene líneas curvas ni anejos. Su coloración es parecida al resto de la piel, aunque a veces también puede estar más aclarada o bien más oscura (hipopigmentada e hiperpigmentada), y también pueden ser clasificadas en normotróficas, atróficas, hipertróficas y los queloides. Diremos que, una cicatriz refleja el proceso en el que la herida es reparada. A este proceso se conoce con el nombre de cicatrización y consta de tres etapas diferenciadas:

Inflamación, Formación del tejido de granulación y la Maduración/Remodelado.[23]

6.2 Etapas de cicatrización

El proceso normal de cicatrización está formado por esas tres etapas: inflamación, proliferación y maduración/remodelado.

- Inflamación: Fase inicial, aparición de hematoma. Éste actúa como una barrera transitoria. El coágulo es el encargado del movimiento de las células inflamatorias. La plaquetas se desgranulan y liberan los factores de crecimiento, entre los que se encuentra el factor transformador del crecimiento beta 1. Podemos decirlo así:

  1º   Hemostasia: vasoconstricción, cascada de la coagulación y adherencia-agregación-desgranulación de plaquetas.

  2º   Inflamación: vasodilatación-aumento de la permeabilidad, migración y quimiotaxis (leucocitos, neutrófilos, linfocitos T, mastocitos).

- Proliferación: Tras 48-72 horas comienza la fase proliferativa, con una duración de 2-4 semanas. Inicialmente el tejido de granulación es vascularizado y contiene muchas células.

En las heridas de un grosor completo (no cicatrizan únicamente por reepitelización), los fibroblastos proliferan ofreciendo así una respuesta temprana. Éstos emigran hacia aquella herida, donde forman una matriz extracelular. En el tejido de granulación inicial la proporción de colágeno es elevada. A continuación, los factores de crecimiento de la herida llevan a la aparición de queratinocitos y fibroblastos. Mientras esto ocurre, y una vez que en la matriz hay suficiente colágeno el número de células disminuye, consecuencia de la apoptosis de una causa desconocida. A partir de aquí, aparecen moléculas responsables de la creación de los nuevos vasos en la matriz, estas son las responsables de la producción de factor de crecimiento endotelial además de otras sustancias.

Cuando las heridas son mayores, la contracción que se consigue a través de los fibroblastos que, reducen el tejido de granulación y disminuyen así, el área donde crecerá el nuevo tejido. Es importante saber que los fibroblastos aportan tensión a los márgenes de la herida, esta contracción favorece la migración de queratinocitos y la repitalización. Pero cuando la lesión se ha cerrado, esta tensión desaparece.

- Remodelado: Esta última fase tiene una duración variable entre 6 meses y 1 año. Consiste en el depósito de matriz que quedará de forma permanente. Durante la reparación, se eliminan los excesos de colágeno y de matriz a través de enzimas tisulares. Las células productoras de la inflamación abandonan la herida. Para que la cicatriz llegue a madurar es necesario que exista equilibrio entre la degradación de la matriz y la síntesis de colágeno. Este nuevo tejido, no alcanzará la misma tensión que el resto de nuestra piel, por tanto será más vulnerable a una nueva lesión. [25,26,27,28]

6.3 Clasificación

Cualquier lesión que sufra nuestra piel dejará una cicatriz, ésta es el reflejo de la reparación de esa zona. Inicialmente presenta muy baja resistencia a la rotura, pero durante aquellos 6-12 meses siguientes, durante el proceso de remodelación, alcanzará una resistencia mayor (70-80%). Esto es posible gracias a los depósitos de colágeno y al entrecruzamiento producido, dando lugar a una cicatriz madura, pero a veces esto no ocurre así, y aparecen formas patológicas de la cicatrización (cuando existe un crecimiento exagerado o insuficiente del nuevo tejido). Si esto ocurre, las etapas de la cicatrización se verán alteradas, y las actividades que ocurren en cada una de ellas también. Dentro de las cicatrices patológicas tenemos las hipertróficas, queloides y cicatrices atróficas. [23]

7. FACTORES QUE INFLUYEN EN EL PROCESO DE CICATRIZACIÓN

El proceso de cicatrización ya sea el normal o patológico, puede verse afectado por otros numerosos factores. Existen factores sobre los que no podremos actuar como los genes, el sexo o la raza de la persona y que son invariables sobre el proceso de cicatrización. Por el contrario, hay otros muchos otros con los que podemos trabajar y mejorar, como la nutrición o las enfermedades de base, para que la cicatrización de nuestras heridas sea de la forma más rápida y satisfactoria posible.

Sería casi imposible dar una serie de pautas fijadas para que el proceso de cicatrización sea efectivo para todas las personas. Existen muchos factores que hacen que cada herida sea única en cada persona, y por lo tanto, que su cicatrización cambie según la persona, su estado de salud o su etapa en la vida. Entre los diferentes factores encontramos: edad, genética (sexo y raza), hormonas, su localización anatómica, el tratamiento de la herida, circulación sanguínea, nutrición, enfermedades de base y factores locales (como temperatura, deshidratación, infección, etc.). [23]

8. TRATAMIENTO Y CUIDADO DE LAS CICATRICES PATOLÓGICAS

Las cicatrices patológicas se convierten en uno de aquellos motivos más repetidos de consulta en dermatología, pues desencadenan síntomas como dolor o prurito y además afectan a la estética, lo que supone, en muchas ocasiones un problema para el paciente, asociado a la autoestima, o la depresión. Como bien sabemos, las cicatrices permanecerán en el cuerpo el resto de la vida, pero existen unos métodos que permiten mejorarlas a nivel estético y sintomático.

Entre las patológicas, hay unas que responden mejor a los tratamientos que otras, como las hipertróficas. Además, el tiempo es un factor importante a la hora de tratarlas, pues a más tiempo, peor respuesta a los tratamientos. Se tratará de manipular las propiedades mecánicas que se encargan de reparar la lesión, corregir la síntesis de colágeno y modular la respuesta inflamatoria. La elección del tratamiento dependerá casi directamente de la valoración individualizada de la lesión, así como de su profundidad, localización, o del tiempo, entre otros más. Es importante también la edad del paciente y la tolerancia a tratamientos anteriores. Todo esto ayudará al dermatólogo en la elección del tratamiento.

Entre los tratamientos más utilizados encontramos más frecuentemente las inyecciones de corticoides, radioterapia, silicona, interferón, criocirugía y terapia compresiva. Actualmente se han incluido nuevos procedimientos usados de una forma combinada. Sea cual sea el tratamientos, siempre se realizará un seguimiento continuado en el tiempo de las lesiones debido al riesgo de recidiva.[23,29,30]

9. RESUMEN

La piel es el órgano más extenso del ser humano, teniendo su origen en el ectodermo y el mesodermo. Nuestra piel cumple significativas funciones como la de protección (su función principal), termorregulación, absorción, excreción, sensorial, inmunitaria y pigmentaria. Este órgano está formado por tres capas y anejos.

Una vez que hemos conocido la piel, nos adentramos en las lesiones que de ella pueden derivar. Teniendo en cuenta que una lesión cutánea es una alteración de la piel, con pérdida o no de la continuidad de la superficie cutánea, impide que todas sus funciones se realicen como normalmente. En la mayoría de los casos, se produce alguna otra alteración visualmente perceptible a simple vista. Existen diferentes tipos de lesiones en la piel. Según las diferentes referencias bibliográficas consultadas, existen:

- Lesiones primarias: aparecen al inicio de la afectación. Dentro de esta, están las de una consistencia sólida (mácula, pápula, habón o roncha, tubérculo, nódulo, goma y tumor), y de contenido líquido (vesícula, ampolla, flictena, pústula, quiste y absceso).
- Lesiones secundarias: lesiones que surgen de la evolución de una primaria, a lo largo del tiempo. Hay varios tipos, las destinadas a eliminarse (escamas y costras), solución de continuidad (erosión, úlceras, como las úlceras vasculares arteriales, úlceras vasculares venosas, úlceras de pie diabético, úlceras por presión, fisura e intertrigo) y las reparadoras o las hiperplásicas (cicatriz, queloide, atrofia, esclerosis y liquenización).

Pueden presentarse generalizadas o en zonas concretas, continuas o en brotes. Además pueden mostrar una coloración normal u otra diferente. Las zonas más susceptibles a la aparición de lesiones son los pliegues cutáneos. Las causas por las que pueden aparecer las lesiones en la piel son variadas

(radiaciones UV, envejecimiento).
En dermatología, el diagnóstico es uno de aquellos pasos más importantes dentro del proceso patológico. Para ello es fundamental la historia clínica, que incluye la anamnesis y el examen físico del paciente. Para conocer el diagnóstico definitivo correspondiente a una determinada lesión, hacemos uso de las pruebas complementarias, que incluyen la Luz de Wood, Prueba del Parche, Fototest, Epiluminiscencia…entre otras. El tratamiento vendrá determinado por cada tipo de lesión.

Ante una alteración de la integridad cutánea, nuestro organismo pone en marcha diferentes procesos fisiológicos, produciéndose las cicatrices. Una cicatriz es una marca en la piel que perdura tras su curación. El proceso a través del cual se lleva a cabo la cicatrización, consta de las tres fases: inflamación, la proliferación y la maduración/remodelado, que aunque estudiamos de una manera separada, se producen simultáneamente. Las cicatrices requieren de una mención especial por los diferentes tipos que existen (hipertrófica, queloide y atrófica), aquellos tratamientos específicos (escisión quirúrgica, crioterapia, corticoterapia, entre otros), los cuidados que precisan y por las repercusiones físicas y psicológicas que pueden desencadenar en el paciente.

10. BIBLIOGRAFÍA

1. Iglesias Diez L, Guerra Tapia A, Ortiz Romera PL. Tratado de Dermatología. Segunda ed. Madrid: McGRAW-HILL/INTERAMERICANA DE ESPAÑA, S.A.U.; 2004.

2. García Álvarez Y, Molinés Barroso RJ. Enfermería médico quirúrgica 4: Piel. En: Grupo CTO. Manual CTO de enfermería. 6º Edición. Madrid: CTO editorial; 2015. Pg 1041-1057.

3. Hill MJ. Atlas en color de la piel. Hill MJ. Trastornos cutáneos. Madrid: Mosby-Doyma Libros S.A.; 1996. Pg 1-11.

4. Fitzpatrick TB, Johnson RA, Wolff K. Altas en color y sinopsis de dermatología clinica. Cuarta ed. Madrid: McGRAW-HILL.INTERAMERICANA DE ESPAÑA, S.A.U.; 2001.

5. Ruiz Villaverde R, Blasco Melguizo J. Dermatología geriátrica. Primera ed. Jaén: Formación Alcalá S.L.; 2004.

6. Conejo-Mir J, Moreno J C, Camacho Martínez F. Manual de dermatología. 1ªEdición. Madrid. Editorial GRUPO Aula médica. 2010.

7. Bielsa Marsol I, Ferrandiz Foraster C, Fonseca Capdevila E, Puig Sanz

L, Ribera Pibernat M. Dermatología Clínica. 3° Edición. Barcelona. Elsevier. 2009.

8. Magaña García M, Magaña Lozano M. Dermatología. 2ª Edición. México. Editorial Médica Panamericana. 2011.

9. Ribera Pibernat. M, Casanova Seuma. J.M. Enfermedades de la piel. Barcelona: FMC-Protocolos; 2002.

10. Serna J, Vitales M, López M.C, Molina A. Dermatología. Mª Cinta GP. Farmacia hospitalaria - Tomo II. 3ªedición. SEFM;2002. 841-875.

11. Bermejo Ferrol A, López Jornet P. Liquen plano oral. Naturaleza, aspectos clínicos y tratamiento. RCOE. 2004;9(4):395-408.

12. Sánchez Umaña I, Quesada González A, Cedeño Quesada ML. Lesiones elementales en dermatología. Rev Med Costa Rica. 2010; 67(594): 345-348.

13. Bedin G. Urticaria. Causas y tratamiento. Revista de postgrado de medicina. 2007; 172: 3-172.

14. De la Peña Llerandi A. Exploración clínica práctica en dermatología. SEMERGEN. 2003;29(1):30-9.

15. Fisterra.com [Internet]. España: Elseiver; ([26 mayo 2011; citado 23 abril 2016]. Lesiones cutáneas elementales. Disponible en: http://www.fisterra.com/guias-clinicas/lesiones-cutaneas-elementales/#4334

16. MedLinePlus [Internet]. Philadelphia: Dr.Tango; 2015 [4/5/2015; citado 4/5/2016]. Resección de quiste pilonidal. Disponible en: https://www.nlm.nih.gov/medlineplus/spanish/ency/article/007591.htm

17. Palomar Llatas F, Fornes Pujalte B. Piel perilesional y tratamientos. Anedidic [Internet]. 2007 [citado 21 abril 2016];1(0):24-31. Disponible en: https://dialnet.unirioja.es/servlet/articulo?codigo=4625378

18. Lepori LR. Lesiones elementales de la piel. En: Cohen A. ed. Psoriasis y otras dermatosis frecuentes. Ed. Buenos Aires: Letbar Asociados S.A.; 2010. P.12-32.

19. DermNet NZ [Internet]. New Zealand: DermNet; 2006 [29 diciembre

2013; citado 23 abril 2016]. Cracked heles. Disponible en:
http://www.dermnetnz.org/scaly/cracked-heels.html

20. Janniger CK, Schwartz RA, Szepietowski JC, Reich A. Intertrigo and common secondary skin infections. AAFP [Internet]. 2005; 72(5); 833-838. Disponible en: http://www.aafp.org/afp/2005/0901/p833.html

21. DermNet ZN [Internet]. New Zealand: DermNet; 2006 [29 diciembre 2013; citado 23 abril 2016]. Intertrigo. Disponible en:
http://www.dermnetnz.org/dermatitis/intertrigo.html

22. DermNet ZN [Internet]. New Zealand: DermNet; 2006 [29 diciembre 2013; citado 23 abril 2016]. Keloids and hypertrophic scar. Disponible en:
http://www.dermnetnz.org/dermal-infiltrative/keloids.html

23. Herranz P, Santos Heredero X. Cicatrices, guía de valoración y tratamiento. Madrid. Publicidad Just in time S.L.; 2012 [citado 23 abril 2016]. Disponible en:
http://www.ulceras.net/userfiles/files/Libro_cicatrizacion_baja.pdf

24. Dra. Gemma Simal, Dermatóloga [Internet]. La Rioja: Gemma Simal; 2013 [citado 23 abril 2016]. Lesiones elementales en dermatología. Disponible en: http://xn--dermatologologroo-uxb.es/lesiones-elementales-en-dermatologia/

25. Díez Iglesia L, Guerra Tapia A. Tratamiento de las cicatrices. 1ª Edición. Madrid. Elsevier. 2007.

26. Paige Teller M D, White T. Fisiología de la cicatrización de la herida: de la lesión a la maduración. Surg Clin. 2009. N. Am. 89, pag. 99-610.

27. Guarín Corredor C, Quiroga Santamaría P, Landinez Parra N C. Proceso de cicatrización de heridas de la piel, campos endógenos y su relación con heridas clínicas. Rev. Fac. Med. 2013 Vol. 61 No. 4: 441-448

28. Benavido Joaquín. Reparación de heridas cutáneas. 2008. Rev. Asoc. Gl. Dermatol. Vol.16, N° 1. Pag 29-35.

29. Andrades P, Benítez S, Prado A. Recomendaciones para el manejo de cicatrices hipertróficas y queloides. Rev Chil Cir. 2006. 58 (2): 78-88.

30. Lucha Fernández V, Muñoz Mañez V, Formes Pujalte B, García Garcerá M. La cicatrización de las heridas. ANEDIDIC [Internet]. 2008

EDITOR: *Diego Molina Ruiz*

[citado el 20/06/2016];2(3):8-15. Disponible en: https://dialnet.unirioja.es/servlet/articulo?codigo=4606613

8 CUIDADOS DE OSTOMÍAS

AUTORA:
María Mercedes Murillo Vázquez

Referencia: Murillo Vázquez Mª M. Cuidados a Ostomizados. Notas sobre el cuidado de Heridas. Huelva: Molina Moreno Editores; 2016.

1. INTRODUCCIÓN
Las ostomías de eliminación constituyen un procedimiento frecuente en los hospitales, y los resultados en salud se ven reflejados en la supervivencia de los pacientes.
Una ostomía es un procedimiento quirúrgico en aquel que se practica un orificio o estoma para dar salida artificial a un órgano en un punto diferente al de su lugar de salida natural. Este procedimiento conlleva una serie de cambios físicos y psíquicos en el paciente, que van a influir en la percepción sobre su calidad de vida. Esta técnica se asocia a una elevada tasa de complicaciones, con el consiguiente impacto emocional sobre el paciente y un mayor coste económico para el sistema sanitario.
Las ostomías se clasifican atendiendo a parámetros como a su función, al aparato involucrado, la temporalidad, etc. En cuanto a la selección del dispositivo de ostomía, entran en juego factores diversos, como el tipo de ostomía, la forma y la localización del estoma, la consistencia de las heces, la frecuencia de cambio, la sensibilidad de la piel, la forma del abdomen o la capacidad de manipulación del paciente. Es aconsejable buscar siempre la opción más cómoda y eficaz, para lo cual es necesario contar con el asesoramiento de profesionales expertos en el cuidado de ostomías.
En cuanto al manejo y los cuidados del estoma y la piel periestomal, es fundamental conocer las características normales del estoma para así poder

detectar posibles complicaciones. También forma parte de los cuidados la alimentación, que debe ser progresiva y según tolere cada paciente, y la gran repercusión psico-emocional que suele acarrear este procedimiento, para el paciente y la familia, por lo que entrarían dentro del plan de cuidados que la enfermera llevará a cabo para enseñar y atender las necesidades que estén descubiertas.

2. MARCO CONCEPTUAL

2.1 Recuerdo anatómico – fisiológico del aparato digestivo

El aparato digestivo está formado por toda una serie de órganos huecos que forman un largo y sinuoso tubo, que mide 11 metros aproximadamente y va desde la boca hasta el ano. Los órganos que forman el tracto digestivo son: boca, esófago, estómago, intestino delgado, intestino grueso (o colon), recto y ano[1]. Además, cuenta con dos glándulas anexas, el hígado y el páncreas. Este conjunto de órganos son los encargados de la digestión, que es el proceso de transformación de los alimentos ingeridos par que puedan ser absorbidos y utilizados por las células del organismo. La digestión se lleva a cabo mediante varias fases: transporte, secreción, absorción y excrecion[2].

2.1.1 Intestino delgado

El intestino delgado es un tubo estrecho y que consta de tres partes: duodeno, yeyuno e íleon. Se extiende desde el estómago hasta el colon.

2.1.2 Intestino grueso

El intestino grueso se extiende desde la válvula íleo – cecal hasta el ano. Mide 1.5 metros aproximadamente. Consta de ciego, apéndice vermiforme, colon, recto y ano.

2.2 Recuerdo anatómico - fisiológico del aparato urinario

El sistema urinario está compuesto por el conjunto de los órganos que participan en la formación y evacuación de la orina. Está constituido por los riñones y las vías urinarias. Este sistema permite mantener el equilibrio ácido- base y el balance hidrosalino, eliminando de la sangre productos de desecho del metabolismo celular y eliminándolos al exterior del organismo[3].

2.2.1 Riñón

Los riñones son dos órganos en forma de habichuela cuyas dimensiones son 12 cm de largo x 6 cm de ancho x 3 cm de espesor. Se ubican retroperitonealmente, en la parte alta de la pared abdominal, apoyados sobre el diafragma y el músculo psoas mayor[3]. La estructura del riñón consta de: capsula renal, zona cortical o corteza renal, zona medular y uréter.

2.2.2 Vías urinarias

Las vías urinarias están formadas por: los uréteres, la vejiga y la uretra. La orina se forma en las nefronas, llevándose a cabo en tres etapas: filtración, reabsorción y secreción.

2.3 Definición

Una ostomía es una solución quirúrgica en la que se practica un orificio o estoma para dar salida artificial a un órgano en un punto diferente al de su lugar de salida natural[4]. Existen varios tipos y cada una recibe un nombre diferente según el órgano implicado. Los tipos de ostomías más frecuentes son: colostomías (abertura artificial practicada en el abdomen para hacer asomar el intestino grueso, para la eliminación de heces y gases), ileostomía (en este caso se asoma el intestino delgado) y urostomía (da salida a la orina a través de un trayecto diferente al recorrido normal de la vejiga y la uretra)[4].

2.4 Historia y evolución

El término ostomía proviene del griego "stomatos", y significa "boca u orificio"[5]. La historia de las ostomías viene desde antaño, allá en el siglo IV, donde Praxágoras de Cos la describió por primera vez. Posteriormente, Paracelso (1491-1541) alude a los estomas como los anos artificiales como técnica para las asas intestinales dañadas. No es hasta el siglo XIII cuando Alexis Littré, al ver a un niño con una malformación rectal, propone una enterostomía. El mismo, en 1710, sugirió una colostomía para el carcinoma obstructivo. La primera intervención exitosa en el tratamiento del cáncer de recto fue realizada por Lisfranc en 1826, que consistió en la escisión del recto y ano por vía perineal, dejando una colostomía a este nivel[5]. Las técnicas quirúrgicas fueron mejorando con la aparición de la anestesia general, lo que permitió resecciones más complejas.

Durante los años posteriores, con la mejora en el conocimiento anatómico y la mayor experiencia de los cirujanos, se fue perfeccionado la técnica, permitiéndose realizar todo el proceso en una sola cirugía, realizándose además una reconstrucción del tránsito intestinal con preservación del aparato esfinteriano y por ello una mejoría en la calidad de vida de los pacientes[5]. El gran avance de la laparoscopia en los últimos años, desde que en 1987 Mouret realizase la primera colecistectomía laparoscópica, también ha tenido su influencia en el tratamiento del cáncer colorrectal.

2.5 Prevalencia

Según la Organización Mundial de la Salud (OMS) el cáncer colorrectal es la cuarta causa más común de cáncer en el mundo, con aproximadamente 875.000 nuevos casos por año, lo que se corresponde con el 8,5% de todos los casos nuevos de cáncer[6]. El cáncer de recto es un problema de salud de gran envergadura en nuestra sociedad, constituyendo aproximadamente un tercio del total de cáncer colorrectal. Su incidencia es de 20-25 por cada 100.000 habitantes en países europeos, con una mayor incidencia en el sexo masculino y a partir de los 70 años[5].

Como antecedentes en España ante las ostomías, en un estudio realizado en 2009, se concluyen los siguientes datos: los grupos de edad donde se presenta con mayor frecuencia las ostomías de eliminación son de 19 a 50 años, con un 30%; la condición del estoma fue en un 64% temporales y un 36% permanentes; en cuanto al tipo de estoma, las colostomías fueron más prevalentes en un 63%, seguidas de las ileostomías con un 24% y las urostomías con un 4%; con referencia a los diagnósticos, en los adultos destacaron los problemas oncológicos (35%), como el cáncer de colon, de recto, de útero y de vejiga, las enfermedades inflamatorias (11%), como pólipos, los divertículos y la colitis ulcerosa crónica, los traumatismos abdominales (8%) y las apendicitis complicadas (7%)[5-7]. En pediatría, las malformaciones ano-rectales son las más prevalentes (9%). Otros estudios revelan que, en España, habría 1 ostomizado por cada 1000 personas, equivalentes al 75% de colostomías, 12% ileostomías y un 13% urostomías[5].

2.6 Etiología

Las causas más frecuentes de colostomía son las siguientes:
- Cáncer de colon, recto y ano.
- Oclusión u obstrucción intestinal.
- Poliposis familiar.
- Diverticulitis.
- Causas congénitas.
- Traumatismos anorrectales.
- Otras: infección perianal, fistulas[8].

Las causas más frecuentes de ileostomías son las siguientes:
- Colitis ulcerosa.
- Poliposis cólica familiar.
- Enfermedad de Crohn.
- Cáncer de colon y recto.
- Enterocolitis.
- Amebiosis[8].

Las causas más frecuentes de urostomía son las siguientes:
- Neoplasias urológicas y extraurológicas.
- Vejiga neurógena.
- Malformaciones congénitas.
- Extrofia vesical.
- Uropatías obstructivas.
- Traumatismos[8].

3. CLASIFICACIÓN

Las ostomías se pueden clasificar atendiendo a diversos criterios, como son:

3.1 Según su función:
- Estomas de ventilación: su ubicación habitual es a nivel de la tráquea y su finalidad es mantener la permeabilidad de la vía respiratoria (traqueostomía).
- Estomas de nutrición: son una vía abierta de alimentación mediante

una sonda en al aparato digestivo (gastrostomía, yeyunostomía).
- Estomas de drenaje: son una vía abierta mediante una sonda manteniendo una acción de drenaje.
- Estomas de eliminación: su función es crear una salida al contenido fecal o urinario (ileostomía, colostomía, urostomía)[8].

3.2 Según el tiempo de permanencia:
- Temporales: realizadas para que, una vez resuelto el motivo que la originó, se pueda reestablecer el tránsito intestinal o urinario.
- Definitivas: aquellas en las que no existe solución de continuidad, bien por amputación completa del órgano o bien por el cierre del mismo[8].

3.3 Según el aparato implicado:
- Ostomías digestivas
    - Colostomía: exteriorización del colon a través de la pared abdominal, abocándolo a la piel con el objetivo de crear una salida artificial al contenido fecal[8]. Pueden ser:
        - Cecostomía: avocación del ciego a la pared abdominal del cuadrante inferior derecho.
        - Colostomía ascendente: en aquella parte derecha del abdomen.
        - Colostomía transversa: cuando el estoma se coloca indistintamente en la parte derecha o izquierda del abdomen.
        - Colostomía descendente: hecha en la parte izquierda del abdomen.
        - Colostomía sigmoidea: en cuadrante inferior izquierdo del abdomen[8-9].
    - Ileostomía: exteriorización del íleon a la pared abdominal. En este caso, las heces son fluidas y continuas, siendo muy irritantes para la piel, por lo que el estoma se protruye en forma de pezón para evitar el contacto de las heces con la piel periestomal.
- Ostomías urinarias
    - Urostomía: da salida a la orina a través de un trayecto diferente al recorrido normal de la vejiga y la uretra. Pueden ser:
        - Nefrostomía: es la comunicación directa del riñón con la piel.
        - Ureterostomía: exteriorización de los uréteres a la piel.
        - Vejiga ileal: es un tipo de urostomía que se realiza con una técnica que elimina la vejiga y conecta los

uréteres al íleon, el cual se aboca al exterior formando un estoma[8].

3.4 Según el tipo de evacuación:
- Cerrados: están sellados en su parte inferior, siendo necesario cambiar de bolsa cada vez que se desee desechar las heces.
- Abiertos: el extremo inferior está abierto con lo que la bolsa se puede vaciar. Existen dos tipos: cierre con pinza o con velcro integrado[8]

3.5 Según el sistema de sujeción:
- Una pieza: el adhesivo y la bolsa forman una sola pieza que se coloca directamente sobre la piel.
- Tres piezas: la bolsa se adapta al disco a través de un aro de plástico. Además, llevan un tercer elemento, el clipper de seguridad, que garantiza la unión de la bolsa al disco[8].

4. DISPOSITIVOS COLECTORES

4.1 Bolsas colectoras

La recogida de las heces o la orina se realiza con dispositivos colectores, llamados comúnmente bolsas[4]. Estos colectores o bolsas son objeto de una continua investigación para poder ofrecer el máximo nivel de seguridad y comodidad al paciente. Según su forma de sujeción a la piel, los dispositivos de ostomía pueden ser de dos tipos:
- Sistema de una sola pieza o desechables: donde la parte adhesiva y la bolsa colectora forman una unidad que se retira de la piel cada vez que se cambia por una nueva. Las bolsas pueden ser abiertas, para heces liquidas, cerradas, para heces solidas o con válvula de drenaje[4].
- Sistema múltiple o permanentes: donde la parte adhesiva y la bolsa colectora son independientes y se unen mediante un mecanismo, diferente según el fabricante. Esto permite separar la bolsa sin tener que despegar el adhesivo de la piel. Las bolas también pueden ser abiertas, cerradas o con válvula de drenaje.

En la selección del dispositivo de ostomía entran en juego factores diversos, como: el tipo de la ostomía, la forma y la localización del estoma, la consistencia de las heces, la frecuencia de cambio, la sensibilidad de la piel, la forma del abdomen o la capacidad de manipulación del paciente. Es aconsejable buscar siempre la opción más cómoda y eficaz, para lo cual es necesario contar con el asesoramiento de profesionales expertos en el cuidado de ostomías[4].

4.2 Sistemas continentes

Mediante la utilización de estos sistemas conseguimos el control voluntario y el dominio del momento de evacuación de heces o gases. Estos sistemas están indicados en colostomías descendentes y sigmoidostomías con heces sólidas y con una regularidad en el débito. Existen tres tipos de sistemas continentes: irrigación, obturador y combinación de ambos[8].

4.2.1 Irrigación

Es un método mecánico de regulación de la actividad intestinal. Consiste en el lavado intestinal por medio de la introducción de agua (500 -1000 cc aproximadamente), a la temperatura corporal a través del estoma. Este método se basa en que la colostomía solo funcionará como respuesta al estímulo mecánico, que es la instalación regular de agua (cada 24 o 48 horas)[8].

La irrigación nos permite mantener el intestino y el estoma limpio de heces, por lo que, además de como método de continencia, se puede emplear en algunas complicaciones, como abscesos periestomales y dehiscencias, así como en el estreñimiento y para la preparación del colon.

4.2.2 Obturador

El obturador es una prótesis externa con forma de tapón que asegura una colostomía continente durante aquel periodo en el que está puesto. Está compuesto por una espuma de poliuretano, que se presenta comprimida a la mitad de su volumen y envuelta en una película de alcohol polivinilo[9]. Para su fácil inserción, el extremo del obturador se presenta lubricado por polietilen glicol.

Existen dos tipos de obturadores:
- De una pieza: el adhesivo y el tapón forman un solo elemento. Esta precortado y listo para usar.
- De dos piezas: compuesto por un disco adhesivo y un obturador. El disco es recortable[8].

5. CUIDADOS

5.1 Cuidados en el postoperatorio

En el postoperatorio inmediato, el estoma puede presentar un edema leve o moderado, con la posible presencia de un ligero sangrado debido a la alta vascularización de la zona. Suele tener un diámetro de 30-35 mm y lo ideal es que este elevado sobre la superficie de la piel unos 5mm[4-7]. Tiene que tener la misma temperatura que el resto del abdomen. En los estomas no hay inervación sensorial, por lo que sensaciones como el dolor no pueden ser sentidas. Por ello, debemos tener precaución con los daños accidentales en el manejo del estoma.

5.2 Características y cuidados del estoma

Todos los estomas tiene en común:

-Son rojos y de una mucosa brillante, semejante a la parte interna de la mejilla.

-Se puede considerar normal que sangren un poco.

-Suelen ser húmedos y blandos[3].

-No tienen sensación y no duele si se tocan.

-La piel de alrededor debe de estar intacta, esto es, no debe estar enrojecida, ni agrietada ni irritada[5].

Resulta imprescindible hacer del cuidado del estoma una tarea rutinaria y diaria sin ayudas de otras personas, al ser posible. El paciente se podrá duchar o bañar con toda normalidad, tanto si lleva puesta la bolsa o no, ya que el agua no afecta al estoma y tampoco puede acceder al interior, excepto en el mar o en la piscina[5]. Es recomendable hacer el cambio de dispositivo en ayunas.

5.3 Cuidados de la piel periestomal

La piel de alrededor del estoma se llama piel periestomal. Esta piel debe estar intacta, no debe estar irritada, ni enrojecida ni agrietada. Esto es, debe tener la misma apariencia que el resto de la piel del abdomen. La piel periestomal debe ser observada y cuidada, evitando el contacto con el contenido evacuado, manteniéndola limpia, seca e hidratada en todo momento.

El manejo y cuidado de la piel periestomal comienza en el preoperatorio. Es muy importante la selección o marcaje del sitio del estoma, ya que este procedimiento tiene relación directa con la rehabilitación psicológica y física del paciente[5].

En cuanto a la higiene, limpiaremos suavemente con agua y jabón neutro, haciendo movimientos circulares de dentro hacia fuera. Secar con una toalla o gasa a toquecitos, evitando el frotar bruscamente. Una vez la piel periestomal esté limpia y seca, se colocará la bolsa colectora. Los agentes agresores de la piel son la humedad, la mala higiene, las irritaciones físicas o mecánicas y las reacciones alérgicas

5.4 Criterios de elección de los dispositivos colectores

La elección del dispositivo colector va a depender fundamentalmente del tipo de ostomía, de la consistencia de las heces y de la sensibilidad de la piel periestomal[4].

- -En colostomía ascendente y transversa, emplearemos bolsa abierta si las heces son muy liquidas o la bolsa cerrada si son pastosas. Podemos elegir entre bolsas de 1 o 3 piezas.
- -En colostomía descendente y sigmoide, usaremos bolsas cerradas, pudiendo elegir entre bolsas de 1 o 3 piezas. Podeos utilizar también los métodos de irrigación, obturador o ambos.
- -En ileostomías, se usarán bolsas abiertas, con cierre de pinza, y pueden ser de 2 o 3 piezas.
- -En urostomías, las bolsas pueden ser con válvula de vacío y válvula antirreflujo, y pueden ser de 1 o 3 piezas[5].

5.5 Alimentación

La alimentación es un tema que preocupa mucho a los pacientes, sobre todo de cara al alta. Para ello, enfermería debe de instruir e informar cuidadosamente al paciente frente a su alimentación, aportando consejos y las medidas dietéticas, basándose en su dieta habitual. No existen reglas dietéticas para pacientes ostomizados, ya que cada individuo responde de manera diferente. La mayoría de los pacientes pueden ser animados a seguir una dieta normal, sana y equilibrada, que contenga todos los grupos de alimentos (carbohidratos, proteínas, fruta y verduras, lácteos, grasas y azúcares). Si es cierto que los pacientes deben ser prudentes y conscientes de que ciertos alimentos de la dieta puedes ocasionarles problemas de estreñimiento, diarreas o flatulencia[8].

6. COMPLICACIONES

Las complicaciones de los estomas se clasifican en función del momento de su aparición, en dos grupos. Así, tenemos las complicaciones precoces o tempranas, producidas en el postoperatorio inmediato, y las tardías, si aparecen pasados un mes de la intervención[10].

6.1 Complicaciones precoces o tempranas

Representan entre el 39-82% de todas las complicaciones de los estomas, lo que supone un aumento de la estancia hospitalaria y de los cuidados en atención primaria, lo que incrementa los costes tanto económicos como psicológicos. Estas complicaciones pueden ser graves, requiriendo incluso de reintervención en el 7% de los casos, con una mortalidad que oscila entre el 0,6 y el 8%. Suelen aparecer de forma aislada, pero es relativamente frecuente la asociación de dos o más de las complicaciones en el mismo paciente[10]. Son unas complicaciones del tipo de las infecciones, abscesos, dehiscencia, sangrado, necrosis, etc.

6.2 Complicaciones tardías

Este tipo de complicación se produce primordialmente en los estomas definitivos, aunque en algunas ocasiones pueden manifestarse de forma temprana, o en estomas temporales[7-10]. Entre estas complicaciones están: estenosis, prolapso, hernia paraestomal, mal posición, etc.

7. RELACIÓN TERAPÉUTICA

Una relación terapéutica se basa en el proceso interpersonal que tiene lugar entre la enfermera, el paciente y la familia. Esta relación es intencionada, con objeto de promover los mejores intereses y resultados para el paciente. Está demostrado que la relación terapéutica o de ayuda constituye un aspecto fundamental en la atención de las enfermeras y tiene cualidades muy afincadas en la relación entre la enfermera y el paciente. Entre estas cualidades están la escucha activa, la confianza, el respeto, la sinceridad, la empatía y la respuesta a las preocupaciones de los pacientes[11].

La relación terapéutica comienza antes de la intervención quirúrgica, a fin de entablar una comunicación temprana para obtener información acerca de la interpretación y sentimientos del paciente sobre su patología, la imagen corporal, su vida cotidiana, la cirugía, así como las circunstancias, funciones y relaciones familiares[11].

7.1 Historial y estado físico

La historia clínica y la exploración física nos proporcionan información relevante, que nos servirá como datos de referencia para el desarrollo de un plan de atención integral e individualizado[11]. Esta valoración deberá incluir: datos demográficos, edad y sexo, diagnóstico y problemas que presente el paciente, pronóstico (curativo o paliativo), plan quirúrgico que incluya el tipo de ostomía, duración esperada (temporal o permanente), Interpretación del paciente y su familia ante la cirugía, etc.

7.2 Conductas psicosociales

Los pacientes ostomizados están vinculados a múltiples retos psicosociales que influyen negativamente en su calidad de vida. En diversos estudios demuestran que este tipo de paciente crea inicialmente una dependencia desagradable vinculada a sensaciones de angustia, entre las que encontramos la depresión y la ansiedad, dando lugar a múltiples estrategias defensivas[11]. La posibilidad de contar con factores como la formación, el respaldo de profesionales sanitarios, el apoyo emocional y el ánimo de la familia y círculo más cercano, ayuda a estos pacientes a que recuperen una sensación parcial de autonomía. Para ello, es muy necesario que la información pre y postquirúrgica sea un proceso continuo.

La recuperación a largo plazo se caracteriza inicialmente por hacerse con el control del cuidado de la ostomía, luego por tratar de recuperar la sensación de normalidad y restablecer las actividades laborales y sociales.

7.3 Afrontamiento y adaptación

Los pacientes ostomizados deben tratar con retos psicológicos relacionados con una disminución del control personal, especialmente durante la recuperación postoperatoria más inmediata. Los estilos de afrontamiento más comunes en estos pacientes son las estrategias de confrontación diseñadas para recuperar la autonomía en el manejo de la ostomía y restablecer la sensación de autooeficiencia[11]. Toda persona ostomizada tiene derechos y deberes, los cuales se les darán a conocer y se respetarán, con el fin de lograr su adaptación y el reintegro a su vida social, sexual, familiar, etc. Cuando brindemos los cuidados y la educación sobre los mismos, lo haremos siempre respetando a su individualidad, su intimidad, evitando exponer al paciente y su estoma ante otros enfermos o familiares.

8. CALIDAD DE VIDA

Cualquier enfermedad crónica no daña únicamente a las condiciones físicas, sino que repercute también en el estado emocional y psicológico, en los hábitos cotidianos y en el día a día de la persona enferma y su entorno más cercano. Las perturbaciones en el estilo de vida, los déficits funcionales y discapacidades físicas inducidas por la enfermedad, afectan sin dudas al bienestar, pero esto no impide o no debe impedir adaptarse a estas nuevas condiciones de vida, logrando el máximo bienestar. Algunos de los aspectos que con mayor frecuencia afectan y/o se ven alterados en los pacientes portadores de ostomías son:

- Sexualidad y relaciones personales

Es evidente que la ostomía afecta a los dos miembros de la pareja, y es un tema que se debe hablar para adaptarse ambos a la nueva situación. Las relaciones sexuales no están contraindicadas en las personas portadoras de ostomías, y la gestación, tras toda una recuperación satisfactoria, no está prohibida[12-13].

- Participación social y grupos de apoyo

La participación social y los grupos de apoyo son uno de los pilares básicos para la promoción de la salud. Entre o grupos de apoyo, la familia se constituye en el grupo básico para aquel apoyo que requiere la persona ostomizada[12].

- Normas culturales, espirituales y religiosas

Son varios los factores culturales y religiosos que pueden influir en la respuesta del individuo a la ostomía, entre los que se incluyen las creencias religiosas, el grado de religiosidad y las costumbres religiosas y espirituales especificas observadas en la vida cotidiana.

- Olor

Actualmente, las bolsas de la ostomía están fabricadas con una película bloqueadora de olores, de manera que el olor queda dentro de la bolsa. Solo será más evidente en el momento de vaciado o cambio de la bolsa.

- Gases

Los gases pueden ser producidos por los alimentos ingeridos, al tragar aire al comer, al beber bebidas gaseosas y masticar chicle. Para aminorar las molestias, se puede usar bolsas con un filtro, que deja salir el gas pero no el olor. Este filtro también minimiza la acumulación de gases de manera que la bolsa no se infla como un globo[13].

- Bloqueo de alimentos

Podemos sospechar de bloqueo de alimentos cuando en una ileostomía de pronto se detiene el drenaje o éste es solo líquido acuoso, y además se acompaña de dolor abdominal[13]. Esto es debido a que los alimentos con mucha fibra tienen dificultad para pasar por el intestino y salir por el estoma. Los síntomas pueden ser calambres, la inflamación del estoma y distensión abdominal. Para evitar esto, debemos controlar el consumo de apio, verduras chinas, coco, nueces, frutas secas, entre otros.

9. RESUMEN

Las ostomías de eliminación, tanto digestivas como urológicas, constituyen un procedimiento frecuente en los hospitales, y los resultados en salud se ven reflejados en la supervivencia de los pacientes. A lo largo del tiempo, los métodos epidemiológicos y de investigación han sido imprescindibles para identificar numerosos factores etiológicos, que a su vez han justificado la formulación de las políticas sanitaria encaminadas a la prevención, los cuidados y la aceptación.

El personal de enfermería debe estar preparado para proporcionar una correcta asistencia e información al paciente ostomizado, ya que se ve muy afectada su imagen corporal y la aceptación de la ostomía. Por tanto, las modificaciones producidas por la ostomía dependerán de la aceptación del individuo, de sus necesidades biológicas, psíquicas y de las reacciones de los familiares más cercanos, así como de sus amistades y, sobre todo, de la pareja sentimental.

El proporcionar cuidados especializados comienza antes de la intervención quirúrgica y continúa durante todo aquel postoperatorio, el período de rehabilitación y durante toda la vida del paciente. Algunas de las cuestiones de la gestión de la salud que se requieren tras la creación de una ostomía son: el tamaño del estoma, el tratamiento de las complicaciones de la piel periestomal, el acceso a los productos, tanto de higiene como de colectores y demás accesorios, y la situación económica, la consulta dietética y el apoyo emocional.

Los pacientes portadores de las ostomías, no solo tienen que afrontar su diagnóstico, sino también tienen que aceptar y acostumbrarse a vivir con el estoma. Una vez que la persona recibe el diagnóstico, los temores tienden a centrarse en la repercusión, en la cirugía y en las terapias adyuvantes. Irónicamente, el propio estoma puede representar todo un recordatorio constante de la enfermedad a los pacientes. Esta es la razón por la que requieren rehabilitación tanto física como psicológica. Por tanto, la atención a los enfermos ostomizados ha de ser integral y personalizada.

10 BIBLIOGRAFÍA

1. Boticario C y Cascales M (2012) Digestión y metabolismo de nutrientes. UNED. Madrid ISBN 978 84 615 8137 5.

2. Almagiá Flores OA, Linaza Arce P. Anatomía del aparato digestivo. Pontificia Universidad Católica de Valparaiso. Edición segundo semestre. 2009.

3. Enfermería virtual. Sistema urinario: anatomía. Col legi Oficial Infermeres I Enfermers. Barcelona. Disponible en: https://www.infermeravirtual.com/files/media/file/103/Sistema%20urinario.pdf?1358605607

4. Asociación de ostomizados de Aragón. Información al paciente ostomizado con: colostomía, ileostomía o urostomía.

5. López Madrid A. Cuidados de la ostomía y la piel periestomal en el paciente colostomizado. Trabajo fin de grado. Facultad de Ciencias de la Salud. Universidad de Jaén. 2014.

6. Luján J, Valero G, Hernández Q et al. Randomized clinical trial comparing laparoscopic and open surgery in patients with rectal cáncer. Br J sung 2009; 96:982-9.

7. Pérdigo Bilbao L. Colostomías. Técnicas. Prevalencia. Luz en la palabra. Asociación de ostomizados "Argia". 2005; 5:9-11.

8. Barbado San Martin et al. Coloplast alterna. La solución específica para cada necesidad. Edita: Draft, Promoción de Mercados. 1997.

9. Juárez Ruiz JL, López Galiano MC, Rojas Aguilar Y. Evolución histórica de las ostomías y cuidados enfermeros en cirugía. Rev Paraninfo Digital. 2011;5(13). Disponible en:
http://0-www.index-f.com.avalos.ujaen.es/para/n13/pdf/p052.pdf.

10. De Miguel Velasco M, Jiménez Escobar F, Pajaró Calvo A. Complicaciones de los estomas. Módulo 3. Actualización de las bases en coloproctología. ABACO. Programa de formación médica continuada.

11. Cuidados y manejo de la ostomía. Guía de buenas prácticas clínicas. Agosto 2009.

12. Canaval GE, Londoño ME, Milena Herrera A. guía de enfermería para el cuidado de la persona adulta con estoma. Guías ACOFAEN. Biblioteca Lascasas, 2005;1. DISPONIBLE EN:
http://www.index-f.com/lascasas/documentos/Ic0026.php

13. Entendiendo su ostomía. Colostomía, ileostomía y urostomía. Ed. Hollister Incorpored. 2000.

EDITOR: *Diego Molina Ruiz*

9 CUIDADOS DE TRAQUEOSTOMÍAS

AUTORÍA:
María Mercedes Murillo Vázquez
Elena Sosa Cordobés

Referencia: Murillo Vázquez Mª M, Sosa Cordobés E. Cuidados de Traqueostomías. Notas sobre el cuidado de Heridas. Huelva: Molina Moreno Editores; 2016.

1. INTRODUCCIÓN

La traqueostomía es un procedimiento quirúrgico realizado con aquel fin de crear una abertura dentro de la tráquea, a través de una incisión realizada en el cuello y la inserción de una cánula para facilitar el paso del aire a los pulmones. Su objetivo es restablecer la vía aérea, permitiendo una adecuada función respiratoria. Sin embargo, el procedimiento no está exento de sus riesgos, por lo que es necesario conocer con exactitud sus indicaciones, contraindicaciones y la técnica quirúrgica.

La historia de la traqueostomía es tan antigua como la propia medicina, de ella encontramos referencias en aquellos tratados médicos más antiguos, mencionándose ya en algunos papiros egipcios, en torno al año 3600 a.C. A principios del siglo XX, la mortalidad postoperatoria era muy alta, pero Jackson, en 1921, demostró que observando los cuidados de la cánula y un correcto manejo de la asepsia y limpieza, disminuían estos índices de mortalidad a un nivel muy bajo.

Dentro de aquellas técnicas quirúrgicas, la traqueostomía percutánea es un procedimiento mínimamente invasivo, de creciente instauración. En los últimos años se ha convertido en la alternativa a la traqueostomía quirúrgica tradicional y se está imponiendo como técnica de primera elección en los pacientes en estado crítico.

La traqueostomía supone un estigma social y generalmente intimida tanto al paciente como a sus familiares. Estos pacientes precisan de una valoración integral exhaustiva, siendo muy importante asegurarnos que el paciente y su familia van a ser capaces de llevar a cabo los cuidados pertinentes y de identificar posibles complicaciones o signos de alarma.

2. ANATOMOFISIOLOGÍA

Anatómicamente, el aparato respiratorio se divide en: la vía respiratoria superior (conductos nasales, faringe y laringe), y vía respiratoria inferior (tráquea, pulmones, bronquios, bronquiolos y alveolos).

La tráquea es un conducto impar, medio y simétrico, situado en la parte anterior e inferior del cuello. Desciende por detrás del esternón y ocupa la parte superior del tórax, estando situado delante del esófago en todo su trayecto[1]. Tiene forma de tubo cilíndrico y aplanado hacia atrás.

Su diámetro aumenta gradualmente de arriba abajo, por tanto, no es un verdadero cilindro, es en realidad una especie de cono truncado. La tráquea sigue a la laringe en todos sus movimientos, así que cuando ésta se eleva se dirige hacia arriba. Su longitud es de 12 cm en el hombre adulto y 11 cm en la mujer. El calibre traqueal varía según la edad y el sexo, esto es importante debido a que explicaría los diferentes tamaños de aquellas cánulas para traqueostomía y de tubos endotraqueales.

En cuanto a las funciones de la tráquea, durante el proceso respiratorio, su diámetro disminuye hasta un 50% en la espiración y se deforma su pared posterior musculo-fibrosa, y en la inspiración, el diámetro de la tráquea torácica aumenta y el de la cervical disminuye. Por otro lado, la tráquea, junto con la cavidad nasal, constituyen un eficiente sistema acondicionador de aire que asegura que éste llegue al pulmón a la temperatura corporal y bien saturado de vapor de agua. Entre otras funciones destacan la función de drenaje y aparato mucociliar, gracias al movimiento ciliar, y la función inmunitaria, ya que consta de tejido linfoide bronquial asociado[1].

3. MARCO CONCEPTUAL

La traqueostomía es una técnica quirúrgica que permite acceder al árbol traqueobronquial, concretamente a la tráquea cervical. El término empleado para referirse a la intervención es traqueotomía, y cuando nos referimos a abocar la víscera al exterior, lo denominamos traqueostomía. Este proceso consiste en la realización de una incisión en la piel del cuello y en los primeros anillos traqueales, con la posterior inserción de una cánula de material sintético para que entre el aire a los pulmones a través de ésta. La traqueostomía supone un acceso temporal en la mayoría de los pacientes. Sin embargo, en algunos pacientes laringuectomizados o con trastornos ventilatorios crónicos, puede ser definitiva.

La historia de la traqueostomía es tan antigua como la propia medicina, de ella encontramos referencias en aquellos tratados médicos más antiguos, mencionándose ya en algunos papiros egipcios, en torno al año 3600 a.C., pero aquel procedimiento carecía de éxito debido a los conocimientos insuficientes sobre la técnica. La primera traqueostomía que obtuvo éxito se realizó en el 1546, llevada a cabo por el médico italiano Antonio Musa Prasolava[2]. A principios del siglo XX, la mortalidad postoperatoria era muy alta, pero Jackson, en 1921, demostró que observando los cuidados de la cánula y un correcto manejo de asepsia y limpieza disminuían estos índices de mortalidad a un nivel muy bajo[3]. El primer tubo de traqueostomia fue creado por Faricius, y consistía en una cánula de tamaño corto, la cual tenía dos alas para que el tubo no se deslizara en el interior de la tráquea y de esta manera sujetarlo y mantenerlo en el cuello.

3.1 Epidemiología

En España, la traqueostomía se ha convertido en una de las técnicas más realizadas en las unidades de cuidados intensivos (UCI). A este hecho han contribuido la introducción de la técnica percutánea y las ventajas que tiene, como son: aumento de la comodidad del paciente, disminución del espacio muerto, mejoría de la higiene bronquial y disminución en el requerimiento de sedación[4]. En un estudio realizado en la unidad de terapia intensiva del sanatorio Rivadavia de Tucmán Argentina, en 2009, se comprobó que la traqueostomía percutánea presenta menos complicaciones post operatorias, como la infección y el sangrado de la arteria tiroidea[5]. En España, en 2008, se analizaron los datos de todos los pacientes ingresados en la UCI, que incluyó a 4.132 pacientes, de estos, 1.996 requirieron ventilación mecánica, al 13% se les practicó traqueostomía y falleció el 23%[5-6].

Según señala el Anuario Estadístico Nacional del 2012, la razón sexo masculino/femenino es de 1:1[7]. Los pacientes de sexo masculino, por ser los más propensos a trabajos de riesgo, son los que más lesiones traumáticas sufren. El grupo de edad entre 50-64 años es el más afectado por este procedimiento[6]. En un estudio realizado en España, en los pacientes con trauma craneoencefálico se sugiere que la traqueostomia temprana (≤ 9 días) brinda ventajas al paciente neurocrítico al acortar el tiempo de la ventilación mecánica, la estancia en UCI y menor uso de sedantes y antibióticos, pero no influye en la mortalidad[7].

3.2 Tipos de traqueostomías

- Cricotirotomía: se emplea en situaciones de urgencia, en pacientes que presentan disnea severa. Se realiza entre los cartílagos tiroides y cricoides para poder conseguir una apertura de la vía aérea de manera inmediata[8]. Es un procedimiento temporal, hasta que se estabilice el paciente y se realice la traqueotomía.

- Laringectomía total: consiste en una intervención quirúrgica en la que se extirpa la laringe, de tal manera que es necesario abocar la tráquea al exterior para poder permitir la función respiratoria[8].

- Laringectomía parcial: consiste en una intervención quirúrgica en la que se extirpa de forma parcial la laringe, pero manteniendo sus funciones de fonación, respiración y deglución.
- Fistuloplastia fonatoria: es un procedimiento que permite aquella comunicación de la tráquea y el esófago, y se realiza mediante una fístula. Así conseguimos que pase el aire de la tráquea al esófago, pero impide el paso de alimentos del esófago a la tráquea.

3.3 Indicaciones y contraindicaciones de la traqueostomía

Las indicaciones para realizar una traqueostomía se pueden clasificar en electivas y terapéuticas[3]. Las electivas están indicadas en pacientes con problemas respiratorios en los cuales se van a realizar cirugías importantes de cabeza, cuello, tórax y cardiacas, y, por tanto, se van a mantener intubados por más de 48 horas post quirúrgicas. Las terapéuticas, en este caso, el procedimiento se realizará en las situaciones de insuficiencia respiratoria debido a hipoventilación alveolar, con el objeto de manejar la obstrucción, eliminar secreciones o usar un respirador mecánico. A pesar de ser una técnica ampliamente utilizada, existen contraindicaciones para su realización, agrupadas en absolutas y relativas.

- Absolutas:
  - Edad inferior a 15 años, ya que se aumenta el riesgo de inserción paratraqueal.
  - Infección del sitio de inserción[9].
  - Imposibilidad de identificar estructuras anatómicas.
  - Anemia severa.
- Relativas:
  - Hipertrofia de la glándula tiroides.
  - Cirugía previa en la zona de traqueotomía.
  - Coagulopatías.
  - Condiciones anatómicas desfavorables, como la obesidad, cuello corto, etc.

4. TÉCNICAS QUIRÚRGICAS

Existen tres tipos de técnicas quirúrgicas: abierta o clásica, semiabierta y percutánea[10]. La técnica abierta o clásica tiene el objetivo de crear un trayecto a través de las estructuras cervicales, con el fin de comunicar la luz traqueal con el exterior. El enfermo se coloca en decúbito supino, a ser posible con el cuello en hiperextensión y se realiza bajo sedación. La técnica semiabierta se diferencia de la anterior en que ésta puede realizarse en la UCI, pero se necesita bisturí eléctrico y luz frontal. Y, por último, la técnica percutánea, constituye una buena alternativa de reciente aparición a la traqueotomía clásica. Fue descrita en el 1969 por Toye y Weinstein y difundida por Ciaglia en 1985, corresponde a una modificación de la técnica de Seldinger para la canulación vascular, en la que una guía de alambre flexible es insertada en la tráquea a través de una aguja introducida percutáneamente[11]. Las indicaciones de la traqueostomía percutánea son similares a la clásica, y comprenden tres grandes categorías: obstrucción de la vía aérea alta (no de emergencia), ventilación mecánica prolongada y control de las secreciones traqueobronquiales Como contraindicaciones se mencionan: las coagulopatías, infección local, cuello corto, inestabilidad hemodinámica, perdida de reparos anatómicos, tiroides grandes y en niños[3].

5. VALORACIÓN

5.1 valoración integral del paciente

La valoración integral del paciente se basa en la recogida de la información mediante entrevista, observando y valorando su estado general, el lenguaje verbal y no verbal, sus funciones vitales, sobre todo la función respiratoria, que es la que nos interesa en este tipo de pacientes, y valorando su nivel de consciencia. Así, obtendremos la información sobre su estilo de vida, antecedentes familiares y/o problemas anteriores al ingreso. Intentaremos tranquilizar o disminuir la ansiedad de la familia empleando información clara, pertinente, entendible y resolviendo posibles dudas que surjan sobre la situación del paciente.

Para la valoración del paciente, además de la historia clínica y la entrevista, podemos emplear una serie de escalas normalizadas que nos ayudaran a definir el diagnóstico enfermero y a elaborar el plan de cuidados. Entre las escalas existentes, las más usadas son: la valoración de los 11 patrones funcionales de M. Gordon o las 14 necesidades básicas de V. Henderson, para la valoración integral del paciente y la detección de algunas necesidades descubiertas del mismo; el cuestionario Apgar familiar, para valorar la percepción de la función familiar y el test de Zarit, escala de sobrecarga del cuidador.

5.2 Valoración psicosocial

En cuanto a la valoración psicosocial se centra en todos los problemas generados por el cambio en la vida de la persona a la que se le realiza la traqueostomía, ya sea transitoria o definitiva. Estos problemas no solo afectan al paciente, sino también a su familia, por lo que se debe trabajar con ambas partes para la correcta adquisición de conocimientos y posterior manejo eficaz de problemas tras el alta. En este sentido, podemos emplear escalas como la escala de ansiedad y depresión de Goldeberg, instrumento de cribaje para detectar la ansiedad y la depresión, y la escala de autoestima de Rosemberg, para explorar la autoestima personal como sentimientos de valía y de respeto a sí mismo.

5.3 Plan de cuidados del paciente traqueostomizado

Para la elaboración de los diagnósticos enfermeros, la enfermera cuenta con numerosas herramientas a partir de las cuales confecciona el plan de cuidados más adecuado a las necesidades del paciente, pudiendo sufrir modificaciones según la evolución de éste. Para la elaboración de estos diagnósticos enfermeros, la enfermera cuenta con la NANDA (etiquetas diagnósticas), NIC (intervenciones enfermeras) y NOC (criterios de resultados esperados).

5.4 manifestaciones clínicas postquirúrgicas

Después de aquella intervención quirúrgica suelen aparecer una serie de alteraciones, consideradas, en la mayoría de ellas, normales o esperadas, y suelen tener una buena evolución. Entre las manifestaciones clínicas más frecuentes encontramos:

- Afonía. En aquellos casos de los pacientes sometidos a traqueostomías temporales y a laringectomías parciales, es posible hablar ocluyendo el orificio de salida de la cánula fenestrada con un dedo o un tapón[12-13]. En el caso de que se haya extirpado la laringe por completo, también es posible recuperar el habla, es más, un alto porcentaje de pacientes lo consiguen. Pues existen varios métodos, siendo el más importante el método de aprendizaje del habla esofágica o erigmofónica. Existen también unos aparatos conocidos como laringes electrónicas o laringófonos que producen vibración gracias a la fuerza de baterías incorporadas.
- Disfagia. El paciente con una cánula de traqueostomía es generalmente capaz de deglutir y mantener una ingesta oral normal. Si no es así, normalmente se alimentará a través de sonda nasogástrica o por vía intravenosa.
- Dificultad respiratoria. Es imprescindible permitir la correcta ventilación del paciente. Debemos evitar realizar aspiraciones cuando no sea necesario, pues la mucosa se irrita y pueden provocarse las infecciones. Hay que ir disminuyendo aquella frecuencia de las aspiraciones a medida que mejora el estado del paciente[12-13].
- Dolor. Como en cualquier otro prototipo de intervención quirúrgica, el dolor está muy presente en aquel paciente traqueostomizado. Debemos tener precaución al administrar analgésicos y sedantes, por el efecto de depresión del sistema respiratorio que tienen estos fármacos.

6. CUIDADOS ESPECÍFICOS

Siempre que tratamos a los pacientes traqueotomizados, es imprescindible tener a pie de cama los siguientes materiales, acompañándolo allí donde se traslade[9]: dos cánulas de repuesto, una del mismo número y otra de un número inferior, obturador, sujeción y unas tijeras para cortarla, tubo endotraqueal de menor tamaño que la cánula, material para la intubación y ambú, sistema de aspiración conectado y sondas de aspiración de distintos tamaños y material para la limpieza de la traqueotomía (equipo de curas, jeringas, guantes estériles, mascarilla, gasas estériles, clorhexidina, suero fisiológico).

6.1 Cánulas de traqueotomía

Las cánulas de la traqueotomía son dispositivos huecos y curvos que, al introducirse en el estoma impiden su cierre (ya que sin ella se cerraría relativamente rápido debido al proceso de cicatrización que se instaura como en cualquier otra herida)[9]. La cánula mantiene una vía de entrada a la vía aérea, permitiendo su conexión al respirador. Existen diferentes tipos de cánulas, empleadas según las necesidades del paciente, pudiendo cambiarlas en función de su evolución y de sus requerimientos. Estas deben ser suficientemente rígidas para mantener su forma en la vía aérea, pero a la vez flexibles para evitar el daño tisular y aumentar la comodidad del paciente[9].

Las cánulas constan de varias partes:

- Cánula externa: tubo hueco y curvo en contacto con aquella traqueotomía, que mantiene abierto el estoma y comunica la tráquea con el exterior[9-14].

- Cánula interna: tubo hueco y curvo, igual que la cánula exterior, pero de menos diámetro, que se introduce dentro de ella pudiendo ser retirada para limpiar las secreciones y así evitar su obstrucción. Se fija a la cánula externa mediante un cierre localizado en el extremo proximal de ambas[9-14]. Existen cánulas de traqueotomía sin cánula interna, por lo que para evitar el cierre del estoma su recambio se debe hacer más rápido.

- Obturador o fiador: se coloca en el interior de la cánula externa para poder facilitar su inserción, ya que al separar los tejidos periostomales con cuidado, disminuye el riesgo de lesión. Una vez insertada la cánula externa, se debe retirar el fiador e insertar la cánula interna inmediatamente.

- Placa cervical: permite fijar la cánula al cuello del paciente gracias a una cinta que se pasa a través de unas aberturas localizadas en sus laterales, y se ata en la parte posterior del cuello. La placa, al ser de mayor diámetro que la cánula, impide que ésta se desplace hacia el interior de la tráquea, y la cinta impide que la cánula se salga en un ataque de tos.

- Balón o manguito de neumotaponamiento: al inflarlo, se adapta a la forma de la tráquea, evitando así la fuga de aire alrededor del tubo externo durante la ventilación mecánica. También reduce el riesgo de aspiración de material bucofaríngeo a la vía aérea.

- Tapón de la cánula: ocluye el orificio proximal de la cánula impidiendo el paso de aire. Este tapón suele usarse cuando se quiere comprobar la capacidad de respiración espontánea que tiene el paciente, y también cuando, una vez desconectado de la ventilación mecánica, el paciente quiere hablar.

Al elegir la cánula óptima para el paciente, hay que tener en cuenta la longitud (muy corta podría causar la decanulación accidental y demasiado larga podría dañar la carina o introducirse en el bronquio derecho) y el diámetro (el externo no debe ocupar más de dos tercios de la tráquea para no dañar los tejidos y el interno no debe ser muy estrecho ya que amentaría las resistencias respiratorias), disminuyendo progresivamente cuando se inicia el proceso de desconexión de la ventilación mecánica[9-14]. Todas las cánulas son radiopacas, independientemente del material utilizado, ya que tienen que ser visibles en cualquier radiografía[14]. La variedad de cánula que existe es bastante extensa, dependiendo de diferentes parámetros[9-15].

6.2 Cuidados postquirúrgicos

Son los cuidados llevados a cabo desde que el paciente sale de la sala de quirófano hasta las primeras 24 horas postquirúrgicas. Estos cuidados son: actividades de observación y vigilancia, corregir el hiperextensión del cuello y dejar al paciente en posición de semifowler, durante las siguientes 4-6 horas posquirúrgicas se evitarán las movilizaciones innecesarias, revisar la correcta presión del neumotaponamiento (colocar la tapa de protección para evitar la entrada de partículas de polvo, una vez estabilizado el paciente, la FiO2 y la PEEP se ajustarán a los niveles preoperatorios, y la reducción de la fracción inspirada de oxígeno se realizará de forma paulatina), realizar una placa de tórax para comprobar la correcta posición de la cánula y alertar sobre posibles complicaciones, aspirar y valorar las secreciones; se deben reflejar en la historia de enfermería las características de las mismas, si el paciente estaba con nutrición enteral, ésta se reiniciará pasadas 4-6 horas[5].

6.3 Cuidados generales del paciente

Los cuidados generales del paciente con traqueostomía se basan en el control respiratorio, así como en la evolución de la herida para evitar complicaciones graves. Una vez estabilizado hemodinámicamente, nos centraremos en otros cuidados, tales como[16-17]: control de hemorragias (solo ocurre en el 5% de las traqueostomías, pudiendo aparecer por la punción de un gran vaso durante la técnica, así como por el uso de una cánula no adaptada al tamaño del orificio), control de los niveles de saturación de oxígeno (en este parámetro existen diversos factores que pueden intervenir en una caída brusca de este valor, como el neumotórax, la creación de una ruta falsa o un desplazamiento temprano de la cánula o la obstrucción del tubo por moco o coágulos), dolor, control de infecciones, control de la deglución, posición del paciente (para la mayoría de los pacientes es más cómodo la posición Semi-Fowler con el cabecero a 45°), alimentación, mantener una adecuada hidratación del paciente para que las secreciones no sean muy espesas y se puedan eliminar fácilmente, control de las presiones de insuflación del balón (las presiones del balón se deben mantener entre 20-25 mmHg).

6.4 Cuidados específicos de la traqueostomía

Los cuidados específicos son aquellos relacionados con el manejo del estoma en sí. Comienzan en el medio hospitalario, pero van a continuar una vez el paciente sea dado de alta y se encuentre en su domicilio. Estos cuidados son principalmente:

- Cambio de la cánula completa: se debe realizar dependiendo de si el procedimiento ha sido quirúrgico o percutáneo, siendo en los primeros 3-5 días después de la intervención en el caso de traqueotomía clásica, y si es percutánea a los 10 días, siempre por personal experto, ya que hay que realizarlo de manera rápida [9-18]. Se cambiará la cánula interna por una limpia en las primeras 24 horas del postoperatorio. Es muy importante no manipular en exceso la cánula en las primeras horas. Una vez pasado esos días, el cambio se hará a diario o según las indicaciones del facultativo responsable.
- Limpieza del estoma: una adecuada limpieza del estoma minimiza el riesgo de infección, manteniéndolo libre de humedad y exudado. Este procedimiento debe realizarse a diario y cuantas veces precise, a ser posible por dos personas, una se encarga de sujetar la cánula para evitar salidas accidentales, y la otra realiza la cura[9].
- Aspiración de secreciones: es muy importante el control de secreciones y la correcta eliminación de estas con el fin de garantizar la correcta permeabilidad de la vía aérea y evitar taponamientos. El uso de fisioterapia respiratoria facilita la eliminación de secreciones[18].
- Cambios de la cánula interna: la principal función de la cánula interna es evitar la obstrucción de la traqueotomía. Esta cánula se debe limpiar mínimo cada 8 horas, siendo ideal hacerlo cada vez que precise[9-18].
- El cambio completo de la cánula antes de los 7 primeros días aumenta el riesgo de hemorragia, y su realización en las primeras 48 horas incrementa mucho el riesgo de sangrado y de creación de una vía falsa[9-19]. En caso de tener que cambiar prematuramente la cánula, se debe realizar por personal entrenado, teniendo siempre presente aquellos riesgos y las complicaciones asociadas. Tras el primer cambio, los cambios sucesivos se realizarán según el protocolo de la unidad o según las pautas del facultativo responsable.

7. COMPLICACIONES

La traqueostomía es un procedimiento de cirugía mayor y por ello, no está exenta de complicaciones[20]. La incidencia de complicaciones varía entre un 5-40%, con una mortalidad de entre 0,5-5% y con un aumento del riesgo en las traqueostomías de emergencias. Las personas mucho más propensas a desarrollarlas son los niños, personas obesas, personas que presentan traumas craneales, quemaduras o desnutrición[21-22]. Estas complicaciones pueden aparecer en aquel momento de la cirugía, en el postoperatorio inmediato o de forma tardía[23]. Si bien, en su mayor parte, la prevención de aparición de complicaciones depende, en su mayor parte, de una buena técnica quirúrgica y de un buen cuidado enfermero[23].

8. DECANULACIÓN

8.1 Criterios

La decanulación es un proceso que empieza en el momento en que es posible desinflar el balón de la cánula traqueal hasta la colocación de un apósito oclusivo en el estoma. Debido a que la traqueostomía conlleva una serie de complicaciones potenciales, es muy recomendable realizar la decanulación cuanto antes. No obstante, no resulta fácil llevarla a cabo ni decidir cuándo poder realizarla. Todos los pacientes deberán cumplir unos requisitos antes de ser decanulados. Estos requisitos son[24]:

- Se ha resuelto el proceso patológico que provocó la necesidad de la traqueostomía.
- Se ha logrado el destete del respirador.
- No existe obstrucción real o potencial de la vía aérea.
- El reflejo tusígeno y de deglución es eficaz.
- El paciente tolera tapar la cánula durante al mínimo 72 horas.
- Existe estabilidad hemodinámica.
- Integridad neurológica y ausencia de delirio en enfermedades psiquiátricas.

8.2 Procedimiento

La decanulación debe ser realizada por un profesional que esté capacitado para recanular en caso de fallo. Una vez que el paciente ha cumplido los criterios anteriores, se puede proceder a decanular de forma progresiva. Esto se puede realizar mediante dos métodos: oclusión y cambio de cánulas de menor calibre[22].

8.3 Cuidados enfermeros

Entre los cuidados enfermeros en el proceso de decanulación se encuentran los siguientes: comprobar el material de emergencia, cerciorarse de que el paciente ha estado en ayunas por dos horas, explicar el procedimiento y asegurarse que el paciente ha comprendido todos los pasos, paciente colocado en posición semi-flower, comprobar los signos vitales de base del paciente, monitorizar el paciente de una forma continua durante el procedimiento, limpiar aquel estoma y succionar la traqueostomía inmediatamente antes de la decanulación, cortar las cuerdas de fijación de la traqueostomía y asegurarse de que aquel balón neumático esté bien deshinchado, observar signos de distress respiratorio (aquipnea, estridor, cianosis, etc.), administrar oxígeno suplementario si es necesario, etc. Una vez el paciente ha sido dado de alta, se derivará a Atención Primaria, donde continuará el seguimiento de sus cuidados.

9. RESUMEN

La decisión de traqueotomizar a un paciente, independientemente de la técnica quirúrgica que se vaya a emplear, se debe apoyar fundamentalmente en la opinión y experiencia del grupo multidisciplinar encargado de su manejo. Existen tres tipos de técnicas quirúrgicas: la abierta o clásica, semiabierta y percutánea. La traqueotomía es un procedimiento que con el paso del tiempo ha ido consiguiendo solidez y ha evolucionado mucho en cuanto a la técnica y a los cuidados se refiere. Es una técnica que se realiza en los hospitales y cada vez se hace con más frecuencia, sobre todo en la unidad de cuidados intensivos, gracias al avance en la técnica percutánea.

El objetivo fundamental de este procedimiento es poder garantizar la permeabilidad de la vía aérea, asegurando el intercambio gaseoso. Como toda intervención quirúrgica, entraña toda una serie de complicaciones que deben ser tenidas en cuenta según cada paciente.

Los pacientes traqueostomizados se enfrentan a un tipo de cirugía mayor muy traumática, que requerirá de importantes adaptaciones físicas y psíquicas y que afectará radicalmente a su imagen corporal y al concepto de autoimagen, repercutiendo negativamente, en la mayoría de los casos, a la vida familiar, social y laboral. La información que se maneja aborda muchos aspectos, desde los consejos para afrontar el postoperatorio inmediato, cuidados sobre el traqueostomía y mantenimiento de las cánulas, hasta consejos para su reincorporación a la vida diaria.

10. BIBLIOGRAFÍA

1. Koatz AN. Anatomía y fisiología de vía aérea inferior. 2009. Disponible en: http://www.otorrinoweb.com/es/Temas%20de%20cuello/2921.html

2. NewsMedical. Historia de traqueostomia.[Internet][Citado 2016 Mar 13] Disponible en: http://www.news-medical.net/health/Tracheotomy-History-%28Spanish%29.aspx

3. Carlos Hernandez A, Juan Pedro Bergeret V, Marcela Hernánez V. traqueostomía: principios y técnica quirúrgica. Cuad. Cir. 2007; 21:92-98.

4. O. Salcedo, F. Vivar. traqueostomía en pacientes ventilados. Medicina

intensiva v.32 n.2 Madrid marzo 2008. Disponible en http://scielo.isciii.es/scielo.php?pid=s021056912008000200006&script=sci_arttext.

5. Asus C, Bustos V. Traqueostomía percutánea versus convencional, Unidad de terapia intensiva del sanatorio rivadavia. Tucumán, Argentina. Disponible en: http://www.residentesdecirugia.org.ar/files/traqueostomia%20percutanea%20vs%20convencional.pdf

6. García Gómez A, Gutiérrez Gutiérrez L, Goenaga Martínez N, Hernández Hernádez I, Coca Machado JL. Pacientes en ventilación mecánica con traqueostimia. Revita cubana de Medicina Mlitar. 2014; 43(4):421-432.

7. Ministerio de Salud Pública. Situación de Salud en Cuba. Indicadores básicos 2012. Anuario estadístico de Cuba. [citado 27 Abr 2016]. Available from: http://www.sld.cu/sitios/dne/

8. Fernández Sardinero B. Proyecto de investigación: cuidados traqueostomías. Trabajo fin de carrera en enfermería. Universidad Francisco de Vitoria. Madrid.2015.

9. Gil de Carlos, N. Elaboración de una guía para el manejo de los pacientes portadores de una traqueostomía. Trabajo fin de grado de enfermería. Facultad de ciencias de la salud universidad Pública de Navarra. 2013-2014.

10. Peña Niño WE. Complicaciones de traqueostomía percutánea vs traqueostomía abierta en una población hospitalizada en la unidad de cuidados intensivos del hospital universitario Clínica San Rafael. 2008-2011.

11. Rodríguez Whipple PA. Traqueostomia percutánea. Rev Chilena de Cirugía. Vol 55-n° 3, junio 2003; pag 277-279.

12. Ávila,Enrique. Maldonado,Eduardo. Rodríguez,Abiel. Traqueostomia [Internet][Citado 2016 Mar 29]. Disponible en: http://es.slideshare.net/jesusenri/traqueostoma-32893635?related=1

13. Ollero Aguayo JJ, Martínez Herrera Ana. Plan de cuidados en pacientes con traqueotomía percutánea. (Trabajo fin de grado). Universidad de Jaén, facultad de enfermería, mayo 2014.

14. Palacios F, Vega A, Morena M, Sorba N, Arias A, Zylinski V. Protocolo

de cuidados al paciente traqueostomizado. Revista notas de enfermería. (15-17).

15. Salas I, Gómez O, Grau M, Martín B, Martínez AM. Cánulas de traqueotomía. Innovaciones y técnicas nuevas. Rev ROL Enf 2000; 23(5): 393-398.

16. Che-Morales JL, Díaz-Landero P, Cortés-Tellés A. medigraphic.com. [Online].; Octubre-diciembre 2014. Available from: http://www.medigraphic.com/pdfs/neumo/nt-2014/nt144f.pdf

17. Ávila,Enrique. Maldonado,Eduardo. Rodríguez,Abiel. Traqueostomia [Internet][Citado 2016 Mar 29]. Disponible en: http://es.slideshare.net/jesusenri/traqueostoma-32893635?related=1

18. Benito Orejas JI. Consenso clínico en relación a los cuidados de la traqueostomía .Rev. Soc. Otorrinolaringol. Castilla Leon Cantab. La Rioja 2014 Nov. 5 (Supl.3): S1-8.

19. Rambla JMG. idd00x1v.en.eresmas.com. [Online]. Available from: http://idd00x1v.en.eresmas.com/Colab1.htm.

20. Santana PB. eccpn.ibarra.org. [Online].; 2014. Available from: http://www.eccpn.aibarra.org/temario/seccion5/capitulo79/capitulo79.htm

21. Lamo FBD, Benito-Orejas JI, Martínez-Díez C, Juana-Morrondo MSD. gredos.usal.es. [Online].; 22/06/2013. Available from: http://gredos.usal.es/jspui/bitstream/10366/124494/1/revistaorl2013_supl4_cuidadostraqueotomia1.pdf.

22. Álvarez ÁP. http://webcache.googleusercontent.com/. [Online].; Julio - Agosto 2012. Available from: http://webcache.googleusercontent.com/search?q=cache:http://www.auladelafarmacia.com/resources/files/2012/7/26/134329131419647-58%2520ACTUALIZACIONES.pdf&gws_rd=cr&ei=gCsBV8LqA4vX6QSQua7gDg.

23. Rambla JMG. idd00x1v.en.eresmas.com. [Online]. Available from: http://idd00x1v.en.eresmas.com/Colab1.htm.

24. OXIGEN SALUD, S.A. oxigensalud.com. [Online].; 2008. Available from:

https://www.oxigensalud.com/healthcare/areas/pacientes/documentos_pdf/varios/manual_pac_aspiracion_secreciones_1.pdf.

25. Che-Moreales JL, Díaz-Landero P, Cortés-Téllés A. Manejo integral del paciente con traqueostomía. Neumol. Cir. Torax. [Internet] 2014; 73 (4): 254-262. Disponible en: http://www.medigraphic.com/pdfs/neumo/nt-2014/nt144f.pdf

10 DERIVACIONES URINARIAS

AUTORÍA:
María Auxiliadora Gómez Pacheco
Javier García Gómez

Referencia: Gómez Pacheco Mª A, García Gómez J. Derivaciones Urinarias. Notas sobre el cuidado de Heridas. Huelva: Molina Moreno Editores; 2016

1 INTRODUCCIÓN.

Las malformaciones del tracto urinario, las lesiones funcionales de la vejiga así como las tumorales que precisan de su extirpación han constituido el origen del fértil ingenio quirúrgico de la urología que a lo largo de casi siglo y medio se ha visto en la necesidad de poder posibilitar la conducción, el almacenamiento y la evacuación al exterior de la orina formada por los riñones cuya función era vital conservar para el mantenimiento de la salud. [1]

La primera derivación urinaria conocida fue comunicada por Simon en 1852 consistente en una ureteroscolostomía fistulizando ambos uréteres al recto. [2]

En la actualidad, el intestino continúa siendo el tejido de elección para la sustitución vesical utilizando diferentes variantes técnicas y modificaciones dando lugar, como ahora comentamos a multitud de técnicas quirúrgicas y posibilidades para el paciente. [2]

El objetivo de este capítulo no es otro que aproximar al profesional de enfermería al conocimiento y al manejo de las diferentes opciones de derivación urinaria si su trayectoria profesional no les ha permitido el contacto con el área urológica y también servir como apoyo y consulta para todos los otros profesionales que en su labor diaria de cuidado dispongan de un conocimiento previo y práctico en el tratamiento y cuidado de este tipo de pacientes.

Pretendemos que constituya una herramienta de apoyo y consulta, fácil y dinámica, con una lectura amena y estructurada que permita al profesional no solo en los hospitales, sino también en consultas de atención primaria conocer los principales aspectos y necesidades de los pacientes portadores de una derivación urinaria.

2 ANATOMOFISIOLOGÍA DEL APARATO URINARIO.

El sistema urinario está compuesto por los riñones, las vías urinarias intrarrenales (los cálices menores, cálices mayores y la pelvis renal) y las extrarrenales (uréteres, vejiga y uretra). Es el encargado de la producción y eliminación de la orina.

2.1 Riñones

Son dos glándulas de gran tamaño con forma de judía, situadas a cada lado de la columna vertebral[3]. El borde lateral del riñón es convexo y su borde interno cóncavo, en este último, en su parte media, presenta una hendidura profunda y alargada (hilio renal) por la que penetra en el riñón la arteria renal y salen el uréter y la vena renal[4].

Los riñones son unos órganos muy irrigados, esto es debido a su función de depuración, la irrigación es llevada a cabo por las arterias renales (derecha e izquierda) que aportan en reposo un flujo de sangre al riñón de entre un 20 y 25% del gasto cardiaco.[4,5]

En su morfología interna encontramos las siguientes estructuras[5]:

- Seno renal. Es una cavidad en la que se encuentran las arterias y las venas, así como el plexo renal y cálices menores, cálices mayores y pelvis renal.
- El parénquima renal, donde se encuentran las nefronas, y este se divide a su vez en:
    o Corteza renal.
    o Médula renal.

La unidad funcional básica del riñón es la nefrona. Su función es filtrar la sangre para eliminar el agua y las sustancias disueltas en esta. Cada nefrona consta de las siguientes estructuras[5]:

- Corpúsculo renal. Capilares pertenecientes al glomérulo y capsula de Bowman.
- Túbulo renal. Que consta de cuatro segmentos:
    o Túbulo contorneado proximal.
    o Asa de Henle.
    o Túbulo contorneado distal.
    o Túbulo colector.

2.2 Vías Urinarias

- Intrarrenales.

Son una serie de canales que van desembocando en otros de mayor diámetro y cuya función es el trasporte de la orina final desde el lugar de su formación hasta el exterior del riñón.[4, 5]

- o Cálices menores.
- o Cálices mayores.
- o Pelvis renal.

- Extrarrenales.

Son las estructuras que se encuentran fuera del riñón y cuya función es la conducción y eliminación de la orina al exterior.[4, 5]

- o Uréteres. Conductos muy finos que parten de la pelvis renal y conducen la orina a la vejiga.
- o Vejiga. Se trata de un órgano hueco de un tejido musculomembranoso, cuya función principal es el almacenamiento de orina.
- o Uretra. Conducto de paredes finas que parte de la vejiga y elimina la orina al exterior.

3 DERIVACIONES URINARIAS. CONCEPTO Y ETIOPATOLOGÍA.

3.1 Concepto.

Las derivaciones urinarias se refieren a procedimientos quirúrgicos cuyo resultado final es la derivación externa de la orina generalmente a través de lo que se denomina el estoma abdominal, mediante sondas o catéteres o utilizando algún otro reservorio natural de almacenamiento, como el propio recto o neovejigas creadas a partir de porciones de intestino.

Estarán indicadas fundamentalmente en casos de obstrucción de las vías urinarias y/o extirpación quirúrgica de órganos de paso o almacenamiento de la orina.

Si aquella derivación se lleva a cabo desde los riñones se denominarán nefrostomías; si es desde los uréteres, ureterostomías y si es desde la vejiga cistostomías.

El estoma sería la parte del órgano o víscera en contacto con el exterior por la que sale la orina.[6]

3.2 Patologías que pueden Precisar una Derivación Urinaria.

3.2.1 Tumorales

- Carcinoma de vejiga: En el tracto urinario son los segundos en frecuencia después del carcinoma de próstata, constituyendo la causa principal de derivaciones urinarias. Son más frecuentes en población fumadora masculina.[7]
- Otras neoplasias: las tumoraciones ginecológicas también pueden requerir una derivación urinaria. Ya que, a veces, si el tumor es muy extenso obliga también a la extirpación total de la vejiga.[7]

3.2.2 Vejiga neurógena.

Se produce cuando se pierde la conexión entre los músculos de la vejiga y los nervios del sistema urinario, o con el cerebro. Puede estar ocasionada por lesión medular, lesiones cerebrales o lesiones neurológicas.

3.2.3 Obstructivas.

Se producen cuando un obstáculo mecánico o funcional localizado en cualquier punto del tracto urinario dificulta el flujo urinario provocando, a su vez, ectasia de la orina y aumento de la presión dentro de la vía urinaria. Pueden ser:

- *Intrínsecas*, cuando la obstrucción se produce en el aparato urinario.
- *Extrínsecas*, donde la causa que produce la obstrucción se localiza fuera del aparato urinario.[7]

3.2.4 Congénitas.

Algunas malformaciones congénitas graves como la extrofia vesical (donde la mucosa vesical está completamente exteriorizada formando una placa en continuidad con la pared abdominal) estas precisan de la realización de derivaciones urinarias.

3.2.5 Traumáticas.

Algunos traumatismos de pelvis ósea y lumbar, tras accidentes de tráfico, por ejemplo, pueden ocasionar lesiones en el aparato urinario. Entre ellas:

- Hematomas retroperitoneales.
- Estallido vesical.
- Rotura de la uretra.
- Fistulas ureterales.

4 CLASIFICACIÓN DE LAS DERIVACIONES URINARIAS.

Podemos hablar de dos grandes grupos, las derivaciones urinarias abocadas en estomas (ostomías) y las derivaciones urinarias abocadas con sonda o catéter, pero existen diversas clasificaciones:

- Según el tiempo de permanencia en temporales o definitivas según si una vez solucionado el problema causante se puede recuperar o no la vía natural.
- Según el uso o no de la vía natural de eliminación urinaria en: ortotópicas cuando se utiliza la uretra para el vertido al exterior de la orina; o heterotópicas, cuando la exteriorización de la orina se produce a través de ano, piel (llamadas mucocutáneas) o mediante sonda o catéter.
- Según la presencia o no del control voluntario de la salida urinaria las clasificaremos en continentes o no continentes.

4.1 Derivaciones Urinarias Continentes.

- Urostomía continente: Se aíslan segmentos del intestino delgado y/o grueso para construir un reservorio o neovejiga a la que se abocarán ambos uréteres, colocando un mecanismo de continencia para almacenar la orina y prevenir el reflujo; y una válvula hidráulica que se aboca a la piel a modo de pequeño estoma. Para evacuar la orina se sondará intermitentemente con una sonda de baja fricción.[7]

- Ureterosigmoidostomía: consiste en la anastomosis de los dos uréteres directamente al colon sigmoide; y como consecuencia se eliminan heces y orina por vía rectal.

- Ureteroileouretrostomía: es una técnica de sustitución vesical donde se respeta la vía natural de eliminación que supone la uretra. Son derivaciones permanentes. Los uréteres son anastomosados a una neovejiga creada con intestino delgado y/o grueso que se abocará nuevamente a la uretra.

4.2 Derivaciones Urinarias No Continentes.

- Nefrostomías: consiste en derivar el curso de la orina desde su origen, el riñón, directamente a la piel a través de una sonda o catéter flexible en la zona lumbar. Procedimiento que se realiza de urgencia, y suele ser de carácter temporal.

- Pielostomías: consistente en la colocación de un catéter en pelvis renal abocado al exterior en el flanco abdominal correspondiente. Como derivación de carácter temporal, se ve superada por la nefrostomía percutánea, quedando así relegada para aquellas situaciones o casos en que ésta no puede realizarse.[7]

- Ureterostomía cutánea: cuando se aboca uno o ambos uréteres directamente a la piel a través de un pequeño estoma. Es un método de sencilla realización y muy pocas complicaciones postoperatorias, pero con un elevado número de complicaciones del estoma cutáneo.[7]

- Ureteroileostomía tipo Bricker: se aísla una porción de íleon para crear un "conducto ileal" al que se abocarán ambos uréteres. El extremo proximal de esta porción se cierra y el distal se aboca a la piel para construir un estoma mucocutáneo protuberante a modo de un pezón. Es la más utilizada en Europa como método de derivación permanente.[7]

- Cistostomías: consiste en poder derivar la orina desde la vejiga directamente al exterior a través de la piel mediante una sonda suprapúbica. Suele ser una solución de carácter temporal.

- Uretrostomías: se deriva el curso de la orina desde la propia uretra hasta la piel a través de un pequeño estoma en la zona perineal. Este tipo de derivación, por razones morfológicas no se realiza en mujeres. Suele tener un carácter temporal.[7]

5-CUIDADOS AL PACIENTE CON DERIVACIÓN URINARIA. MATERIALES Y DISPOSITIVOS.

Como en todo proceso quirúrgico, este tipo de pacientes pasará por unas etapas enmarcadas e inherentes a toda intervención y comunes a todos los pacientes quirúrgicos. Por ello, trataremos de profundizar en los aspectos y cuidados más específicos y característicos de nuestro tipo de paciente.

5.1 Cuidados de Enfermería en Derivaciones Realizadas Mediante Sondas o Catéteres (Nefrostomías, Pielostomías y Cistotomías).

Cuando la técnica empleada es la quirúrgica, los cuidados preoperatorios y postoperatorios inmediatos no difieren mucho de los requeridos por cualquier paciente sometido a una intervención quirúrgica y se hallarán recogidos y contemplados en los protocolos de cada centro o unidad.

- Cuidados de la sonda o catéter. La zona de inserción del catéter debe quedar tapada y protegida con las gasas y apósitos o bolsa de urostomía. Es importante la realización de una cura diaria en la que prestaremos atención a la medición del catéter, al control de su permeabilidad, además de la vigilancia de los signos de infección durante los primeros días, y posteriormente se irán espaciando conforme el paciente se vaya adiestrando.[7,8]

- Adiestramiento para el autocuidado. Es importante una implicación temprana del paciente en sus cuidados; se le explicará los pasos a seguir en cada cura, asegurándonos antes del alta que el paciente ha asimilado aquellos conocimientos y los pone en la práctica satisfactoriamente.

5.2 Cuidados de Enfermería en Derivaciones Urinarias Realizadas Mediante Estoma Mucocutáneo (Uretrostomías, Ureterostomía Cutánea y Bricker).

El marcaje del estoma consiste en indicar el lugar más adecuado para su localización según la anatomía del paciente de manera que pueda verlo y cuidarlo de forma autónoma.[9]

Los cuidados de enfermería en este periodo serán primeramente los habituales a pacientes sometidos a una cirugía abdominal.

En ciertas derivaciones como el Bricker, tras la intervención y durante los primeros días se dejarán cateterizados los uréteres y en ocasiones también el conducto ileal con el fin de preservar y proteger la unión de los uréteres con el asa intestinal. Por ello, podremos encontrarnos con 2 e incluso 3 catéteres que salen de la urostomía debiendo asegurar su permeabilidad y controlar su débito (cantidad y características) especificando y registrando el volumen drenado y su procedencia.

En cuanto al estoma, el estoma ideal es aquel que protruye al menos dos centímetros de la superficie de la piel con objeto de que al colocar la bolsa colectora, la orina se proyecte hasta el fondo de ésta.

En aquel postoperatorio tardío, es preciso en todo momento estimular y fomentar la comunicación con el paciente y con el cuidador principal e iniciar lo más prontamente posible la educación del paciente. El paciente no deberá tratar su derivación urinaria como si fuese una herida.

5.3 Cuidados de Enfermería en Urostomías Continentes (Urostomía Continente, Uureterosigmoidostomía y Ureteroileouretrostomías).

En la urostomia continente deberemos instruir al paciente en el autosondaje de la neovejiga a través del pequeño estoma unas 5/6 veces al día aconsejándole la utilización de sondas de baja fricción para evitar lesionar el propio estoma.[6]

Con el tiempo y la pequeña movilización de aquella neovejiga puede ser necesario ir modificando el ángulo de inserción de la sonda. Una vez lograda la inserción, la orina debe fluir libremente.

En la mayoría de pacientes se hace recomendable la realización de las irrigaciones periódicas del reservorio de aquella urostomía para prevenir infecciones y acumulaciones de moco.

Después de la irrigación, se hace necesario siempre inspeccionar el estoma y la piel periestomal; ésta debe estar intacta y sin enrojecimiento.

En la ureterosigmoidostomía, una vez retirados los catéteres ureterales y la sonda rectal, dado que la evacuación urinaria se va a llevar a cabo a través del esfínter anal, es normal sentir cierto grado de tenesmo rectal (tener la sensación continua de necesidad de defecar). Es muy importante avisar al paciente de que podría sufrir un cierto grado de incontinencia urinaria nocturna.[6] Y extremar el cuidado de la piel perianal ya que la emisión de orina de forma continuada puede producir dermatitis.

En la ureteroileouretrostomía deberemos informar al paciente que, a partir de este momento, carecerá de reflejo de micción por lo que deberá evacuar la neovejiga cada 3/4 horas con el fin de evitar la sobredistensión de la misma y las infecciones.[6]

5.4 Dispositivos para Derivaciones Urinarias.
- Sistemas de bolsas. Hay dos tipos principales de sistemas:
  o Sistemas de una pieza: cuando el disco adhesivo y la bolsa son una unidad[10].
  o Sistemas de dos piezas: la bolsa se adhiere o se cierra con un click sobre el disco adhesivo.[10]

Las bolsas pueden ser:
  o Drenables o abiertas, que disponen de un sistema de vaciado.
  o Cerradas por el extremo inferior: abiertas solo en la parte superior. Más utilizadas en ostomías digestivas que urinarias.

Las podremos encontrar opacas o transparentes, de uso nocturno, de pierna o de tamaño más reducido.

Discos y placas, forman parte del sistema de bolsas de 2 o 3 piezas, el adhesivo de estos sistemas se puede dejar adherido a la piel varios días, mientras que es la bolsa la que se va cambiando.

- Productos para la piel:

Películas protectoras, los polvos y cremas barrera, toallitas y lociones limpiadoras, productos sellantes, productos eliminadores de restos de adhesivos y pastas y resinas moldeables. [6,10]

- Productos para el control del olor:

Desodorantes líquidos o en geles solo para uso en el interior de la bolsa.[11]

- Catéteres de autosondaje. Sondas generalmente prelubricadas y de baja fricción.

- Accesorios:

Cinturones, materiales de incontinencia, fundas para cubrir la bolsa, pinzas o clamps de cierre (para roturas o picaduras accidentales de la misma), los medidores del diámetro del estoma, las cintas adhesivas, obturadores de estoma (útiles en deportes de contacto o condiciones de trabajo peligrosas).

6 COMPLICACIONES DE LAS DERIVACIONES URINARIAS. PAUTAS DE ACTUACIÓN

- Complicaciones del catéter/sonda de la derivación urinaria.
    - Obstrucción del catéter:

Si se observa disminución de orina recogida y/o dolor lumbar que pueda referir el paciente se comprobará que no exista acodamiento del catéter y se realizará desobstrucción mecánica con suero fisiológico:[8]

    - Pérdida o movilización del catéter:

Observar longitud de inserción y comunicar al médico la incidencia.

    - Roturas en el sistema de conexión:

Se procederá al cambio de la llave mediante técnica estéril pinzando el catéter por encima de la fuga.

    - Fuga de orina alrededor del punto de punción:[8]

Si la fuga es abundante debe procederse al cambio de catéter. Si la pérdida no hace necesario su cambio, debe procurarse mantener aislada la orina de la piel.

- Dermatitis periestomal, que pueden ser:

Químicas o irritativas, mecánicas, alérgicas o infecciosas.
Necesitan ser curadas con relativa frecuencia utilizando antisépticos en relación con el tipo de dermatitis. Tanto en la dermatitis irritativa como en la alérgica es de vital importancia evitar la causa que la motiva.

- Otras lesiones dérmicas:

Hiperplasia epitelial, metaplasia escamosa, tejido de granulación hipertrófico (granuloma), neoplasias.

- Formación de cristales. Es fundamental la limpieza con ácido acético sobre piel y estoma varias veces al día.
- Hemorragias. Realizar los lavados periódicos del catéter para evitar la obstrucción del mismo. En sangrados continuos y severos puede

hacerse necesaria la embolización del punto sangrante.
- Estenosis del estoma.
- Edema. Aplicar o recomendar la aplicación de unas compresas con suero fisiológico frío y vigilancia periódica.[7]
- Isquemia/necrosis. Si acaba extendiéndose a capas profundas puede hacerse necesaria la reintervención quirúrgica. Debemos controlar la coloración y evolución de la mucosa.
- Dehiscencias
- Retracción. Suele ir acompañada de una gran irritación de la piel periestomal. Se recomendará el uso de discos adhesivos convexos que se adaptarán y sellarán de forma más efectiva a este tipo de estomas.
- Hernias. Se recomendará la utilización de un dispositivo con cinturón o fajas abdominales.
- Prolapso. Para su corrección se puede optar, en principio, por el uso de un cinturón sin excesiva compresión o bien, si el tamaño es excesivo, recomendar la reintervención quirúrgica.[12]
- Complicaciones de la anastomosis urétero-intestinal que pueden ser:
  o Filtración de la orina. Dependiendo de varios factores como las condiciones del paciente, el tamaño de la filtración, el volumen de drenaje, la existencia de infección persistente o con signos de escasa mejoría se podrá optar por tratamiento conservador, administración de antibióticos o colocación de nefrostomía percutánea mientras se valora reintervención quirúrgica.
  o Estenosis de la anastomosis.
  o Infección, cuyo tratamiento será el quirúrgico y pudiendo precisar nefrostomía previa.
- Complicaciones del tracto urinario: litiasis[12], infecciones de orina, dificultad en el vaciado, alteraciones valvulares[12], carcinomas, ruptura de neovejiga.
- Complicaciones sistémicas: alteraciones metabólicas[1], síndromes de malabsorción, neoplasias intestinales secundarias, deterioro de la función renal.

7 INFORMACION GENERAL Y RECOMENDACIONES AL ALTA DEL PACIENTE PORTADOR DE DERIVACION URINARIA

- Alimentación y recomendaciones dietéticas

Los pacientes portadores de derivaciones urinarias, generalmente, no se hallan sujetos a ninguna restricción dietética; pueden comer de todo, llevando una dieta equilibrada, siempre que no existan otras patologías concomitantes que la condicionen de alguna manera.

Se recomendará, aumentar la ingesta líquida (agua, infusiones, caldos) hasta 1´5-2 litros/día.
También se les recomendará que incluyan en su dieta frutas, verduras y zumos de frutas con alto contenido en vitamina C que, al acidificar la orina, reducen el riesgo de infecciones.

- Higiene y vestido

A los pacientes portadores de una derivación urinaria recomendaremos llevar a cabo la higiene diaria en la ducha.
Aquellos pacientes portadores de catéteres (nefrostomías, pielostomías, etc.) deberán guardar unas mayores medidas de asepsia, siendo más aconsejable realizar la higiene diaria con la bolsa puesta procediendo posteriormente a la cura del mismo.
En cuanto a la ropa, el paciente podrá seguir llevando la que hasta ahora venía utilizando. Los dispositivos son realmente discretos y prácticamente no se aprecian bajo la misma.
Únicamente deberán evitarse prendas que puedan comprimir en exceso el catéter o el estoma, así como evitar los cinturones demasiado apretados, pudiendo ser sustituidos por tirantes.[6,9]

- Ejercicio y deportes

La práctica de deportes no está contraindicada por ser portador de una derivación urinaria; únicamente deberán tenerse en cuenta que si se practican deportes que pudieran suponer un riesgo, deberá protegerse con una faja o cinturón y evitar deportes violentos y de contacto como el boxeo, la lucha, karate... o el levantamiento de pesas por el peligro de que el estoma se hernie, sobre todo en los primeros meses.[13]

- Trabajo y vida social

La vuelta a la vida laboral le ayudará a mantenerse activo y asumir con naturalidad su nueva situación.[6]
Únicamente en aquellos trabajos que exijan grandes esfuerzos físicos puede ser necesario replantearse una adaptación laboral hacia trabajos o tareas menos peligrosas.
No debe existir ningún inconveniente en poder hacer vida social de forma completamente normal. Hechos como ir al cine, al teatro, a museos, a visitar amigos o familiares, salir a cenar, ir a conciertos,... debe seguir formando parte de nuestro tiempo de ocio. Los dispositivos actuales aportan una gran seguridad y discreción y permitirán y proporcionarán al paciente un alto de nivel de independencia y tranquilidad.

- Viajar con una derivación urinaria

El hecho de ser portador de una derivación urinaria tampoco impedirá al paciente realizar cualquier tipo de viaje.
Algunas sugerencias: llevar suficientes suministros, asegurarse de que en el sitio de destino podrá adquirir o conseguir los dispositivos que esté utilizando, llevar informe médico que indique la necesidad de viajar con

ciertos dispositivos y/o medicamentos y si suele conducir, únicamente tendrá la precaución de que el cinturón de seguridad no comprima el dispositivo colector o el estoma.

- Sexualidad

A veces, la función sexual puede verse afectada por la propia intervención y empeorar por el stress y la sobretensión experimentadas durante aquella enfermedad y el proceso quirúrgico. Problemas de impotencia sexual en el varón y dolor por sequedad vaginal durante el coito en la mujer son frecuentes con el problema añadido del deterioro de la imagen corporal.

8 PLAN DE CUIDADOS ESTANDARIZADOS PARA EL PACIENTE PORTADOR DE UNA DERIVACIÓN UROLÓGIGA

Realizaremos una planificación de cuidados de acuerdo con las necesidades del paciente y para obtener óptimos resultados nos marcaremos objetivos realistas y cuantificables y sobre todo adaptados al momento y circunstancia temporal siendo compartidos siempre por el paciente y familia

- Objetivo general.
    - o Facilitar la adaptación a su nueva vía de eliminación.
- Objetivos específicos.
    - o Familiarizar al paciente y su cuidador en las técnicas de autocuidados, higiene y protección de la piel y nutrición.
    - o Dar información sobre su proceso, técnicas, y posibles complicaciones.
    - o Favorecer el conocimiento y el manejo de las distintas alternativas terapéuticas y así el paciente pueda elegir.
    - o Asegurar vías de ayudas externas a través de teléfonos de contactos, guías, etc.

Los diagnósticos más frecuentes son: déficit de autocuidados baño-higiene, deterioro de la eliminación urinaria, riesgo de deterioro de la integridad cutánea, riesgo de infección, conocimientos deficientes sobre su nueva situación de salud, riesgo de aislamiento social, desempeño inefectivo del rol, riesgo de cansancio en el desempeño del rol de cuidador y disfunción sexual.

9 RESUMEN

Las derivaciones urinarias se definen como procedimientos quirúrgicos cuyo objetivo principal es la derivación externa de la orina, bien a través de un estoma abdominal, mediante sondas o catéteres o utilizando algún otro reservorio natural de almacenamiento, como el propio recto o neovejigas creadas a partir de porciones de intestino.

Pueden clasificarse según distintos criterios:

- Según el pronóstico de permanencia: temporales o permanentes.

- Según el uso o no de la vía natural de eliminación urinaria: ortotópicas o heterotópicas.
- Según el control voluntario de la micción: continentes o no continentes

Dentro de las derivaciones urinarias continentes:

- Urostomía continente.
- Ureterosigmoidostomía.
- Ureteroileouretrostomía.

Derivaciones no continentes más importantes:

- Nefrostomía.
- Pielostomía.
- Ureterostomía cutánea.
- Ureteroileostomía tipo Bricker..
- Cistostomía.
- Uretrostomía.

Los cuidados de enfermería al paciente portador de una derivación urinaria se clasificarán en cuidados preoperatorios, cuidados en el postoperatorio inmediato y cuidados en el postoperatorio tardío. Los dos primeros serán comunes y similares en un alto grado a los practicados en la realización de cualquier intervención quirúrgica y, por tanto, los estandarizados y protocolizados en cada centro o unidad.

Los cuidados postoperatorios específicos diferirán dependiendo del tipo de derivación urinaria que se haya practicado.

En todo caso, será de vital importancia, la educación sanitaria, la promoción del autocuidado, la empatía y el apoyo psicológico que permita una adecuada adaptación del paciente a su medio psicosocial y familiar tras el alta hospitalaria.

Los dispositivos existentes en el mercado para la recolección de orina en pacientes portadores de una derivación urinaria, consisten principalmente en un sistema de bolsa que podrá ser de una pieza (si la propia bolsa lleva incorporado su disco adhesivo) o de 2 piezas (si está compuesta por la bolsa recolectora y el disco adhesivo a la que es anclada, que no precisará cambios tan frecuentes), así como multitud de productos y accesorios para la higiene, cuidado y protección de la piel, autosondajes, etc.

Como toda técnica quirúrgica, la realización y posterior mantenimiento de una derivación urinaria no se halla exenta de posibles complicaciones; unas de un carácter más agudo y otras más tardías. Entre las más importantes destacaremos:

- Obstrucción, pérdida o movilización de la sonda o catéter.
- Dermatitis y otros problemas en la piel periostomal o pericatéter.

- Hemorragias.
- Problemas o complicaciones del estoma (como estenosis, edema, isquemia, necrosis, dehiscencias, retracción, hernias, prolapso, etc.).
- Complicaciones propias de la técnica quirúrgica (fugas de orina por las suturas, fistulizaciones, estenosis a nivel de la anastomosis, etc.).
- Litiasis.
- Infecciones urinarias.
- Complicaciones sistémicas (alteraciones metabólicas, síndromes de malabsorción, etc.).

Por último, aparte de todas aquellas recomendaciones técnicas, teóricas y prácticas, sobre las que habrá de instruirse al paciente, deberemos dedicar un amplio apartado a todos aquellos aspectos no relacionados de una forma directa con el cuidado en sí del estoma o catéter urinario pero al mismo nivel de importancia para proponer una deseable y saludable adaptación y reincorporación del individuo a su medio social y familiar.

Aspectos como la alimentación, la higiene, el ejercicio físico, el trabajo, la vida social, los viajes y la sexualidad son puntos indispensables a integrar en el plan continuo de seguimiento de nuestro paciente para conseguir como gran objetivo global, no solo de nuestro trabajo, sino del trabajo diario de todos los profesionales dedicados a su cuidado diario, que "aprendan a vivir con una derivación urinaria".

10 BIBLIOGRAFÍA

1- García de Jalon Martinez A., Sancho Serrano C., Trivez Boned M.A. Valdivia Navarro P., Gonzalvo Ibarra A., Roncales Badal A., Liedana Torres J.M. y Rioja Sanz L.A. Servicio de urología del Hospital Universitario Miguel Servet (Zaragoza). Derivaciones urinarias y ampliaciones vesicales. 2002.

2- Dres. Tejerizo J.C., Schiappapietra J. y Quijada Folgar E.. Derivaciones urinarias bajas. Fascículo II de Cirugía reconstructiva urológica. Programa de actualización continua y a distancia en urología del Comité de Educación Médica Continua de la Sociedad Argentina de Urología. 2002.

3- Spalteholz W, Pons Tortella E. Atlas de Anatomía Humana vol 3. 14ª ed. Barcelona: Editorial Labor; 1990

4- Barranco Martos A, Peña Amaro P, Gómez Salgado J, García Alcaraz F. Fundamentos de los cuidados nefrológicos. Madrid: FUDEN; 2008

5- Cutillas Arroyo B. Sistema Urinario: Anatomía [internet]. Barcelona: Collegi Oficial Infermeres I Infermers Barcelona; 2015 [consultado el 9 jun

2016]. Disponible en: https://www.infermeravirtual.com/esp/actividades_de_la_vida_diaria/ficha/funciones_del_sistema_urinario/sistema_urinario

6- Coloplast. Manual Práctico. Una ayuda para las personas urostomizadas y sus familiares.2010.

7- Coloplast. Manual sobre derivaciones urinarias.2002.

8- Castillo García M. D., Denia Cortes A., Flores Bautista A.B., Montealegre Galera L. y Villada Munera A. Unidad urología-ginecología del Complejo Hospitalario Universitario de Albacete (CHUA).Cuidados hospitalarios del paciente portador de nefrostomía percutánea. Protocolo de enfermería. Revisión 2013.

9- Aldama López de Viñaspe J., Gómez Colmenero M.M., Castro Guinea I., García de Vicuña Fernández de Arroyabe P., Vázquez Barrenechea Yolanda, Álvarez Sánchez A.B.. Unidad de Urología. Hospital Universitario de Álava-Santiago. Guía de cuidados en pacientes con urostomía. Hacia una mejora en la calidad de los cuidados. Comunicación VII Jornadas de Enfermería del País Vasco. 2011.

10- Versión española traducida de: Registered Nurses Association of Ontario. (2009). Ostomy Care and Management. Toronto, Canadá. Registered Nurses Association of Ontario.

11- Canaval G. E., Londoño M.E., Milena Herrera A. Guía de enfermería para el cuidado de la persona adulta con estoma. Guías ACOFAEN. Biblioteca Lascasas, 2005; 1. Disponible en:
http://www.index-f.com/lascasas/documentos/lc0026.php

12- Corella Calatayud J.M., Vázquez Prado A. Tarragón Sayas M. A., Mas Vila T., Corella Mas J.M. y Corella Mas L. Estomas; manual para enfermería. I.S.B.N. 84-689-4222-7. 2005.

13- Northwestern Medicine. Northwestern Memorial Hospital. Guía para el paciente con derivaciones urinarias; Abril 2013.

11 ÚLCERAS POR PRESIÓN

AUTORÍA:
María Mercedes Murillo Vazquez
Óscar Cabrera Jiménez

Referencia: Murillo Vázquez Mª M, Cabrera Jiménez O. *Úlceras por Presión. Notas sobre el cuidado de Heridas.* Huelva: Molina Moreno Editores; 2016

1 INTRODUCCIÓN.
La piel sana es una barrera contra agresiones mecánicas, químicas, tóxicos, frío, calor, microorganismos patógenos, etc. La piel sana es suave, resistente y protectora contra el medio externo, pero cuando sufre un daño, acarrea numerosas repercusiones negativas. Las úlceras por presión (UPP) forman parte de esos daños, siendo una de las lesiones más frecuentes registrada en el sistema sanitario. Por tanto, podemos afirmar que las UPP suponen un importante problema de salud que afecta a todos los sistemas sanitarios.
Cabe destacar que la presencia de UPP tiene importantes repercusiones personales, familiares, éticas, legales y socioeconómicas, suponiendo para el sistema sanitario y para el país un problema de salud pública. A nivel personal, empeora la calidad de vida del individuo y de la familia, y para el sistema sanitario supone un incremento del gasto sanitario y de la estancia hospitalaria, entre otros. La Organización Mundial de la Salud (OMS) considera la presencia de úlceras por presión iatrogénicas un indicador de la calidad asistencial, es decir un indicador de la calidad de los cuidados ofertados, tanto a los pacientes que las presentan como a los que corren riesgo de presentarlas.
A día de hoy se reconoce que prácticamente el 95% de las UPP que se producen son evitables. Llevando a cabo medidas tan sencillas como los

cambios posturales, la utilización de sistemas de disminución de presión o la aplicación de los productos preventivos como aquellos ácidos grasos hiperoxigenados, disminuyen considerablemente la aparición de UPP y se minimizan el elevado coste que posteriormente supondrá su curación.

Como aspecto positivo a tener en cuenta, las UPP traen consigo numerosos estudios a nivel internacional, que han demostrado que la mayoría de las UPP son evitables. Por tanto, la prevención de las UPP se convierte en el tema estrella de interés para los profesionales y se ha definido como uno de los indicadores de calidad en el cuidado de enfermería, ya que determina la efectividad del cuidado de la piel proporcionado por estos profesionales.

2 ANATOMÍA Y FISIOLOGÍA DE LA PIEL

La piel deriva de las capas embrionarias en ectodermo y mesodermo. El ectodermo da origen a la epidermis, los folículos pilosos, las glándulas sebáceas y sudoríparas, a las uñas y a los melanocitos. El mesodermo origina al tejido conectivo, músculo erector del pelo, vasos sanguíneos y linfáticos, células de Langerhans, lipocitos y a las células de la dermis[1].

Según las distintas partes del cuerpo, la piel puede variar su espesor, de 0,4 mm en los párpados a 4 mm en el talón, su color y la presencia de vello y glándulas. Un individuo tipo de 70 Kg, está cubierto por 1.85 m^2 de piel, que pesa alrededor de 4 Kg y con un volumen de 4.000 centímetros cúbicos[1].

La estructura cutánea consta de tres capas superpuestas, que de fuera a dentro son: epidermis (epitelio de cobertura), dermis (vascularizada y rica en anexos cutáneos y estructuras nerviosas) y la hipodermis (tejido adiposo subcutáneo). Los anexos cutáneos son: el aparato pilosebáceo (pelo y glándula sebácea), las glándulas sudoríparas (ecrinas y apocrinas) y las uñas. En cuanto a la composición química, la piel está formada en un 70% por agua y el resto por minerales como sodio, potasio, calcio, magnesio y cloro, además de carbohidratos y lípidos y proteínas (colágeno y queratina)[1].

2.1 Proceso de cicatrización

La cicatrización de las heridas es un proceso fisiológico de alta complejidad que está orientado a recuperar la integridad del tejido dañado, permitiendo su regeneración y restaurando sus funciones[2]. Pero este proceso depende de otros diversos factores, tanto intrínsecos como extrínsecos, los cuales son fácilmente alterables, por lo que resulta fundamental poder comprender el comportamiento de la piel ante una lesión y cuáles son los mecanismos que se alteran cuando se instaura una lesión crónica, como es el caso de las UPP.

Las fases de la cicatrización se dividen básicamente en fase hemostática e inflamatoria, fase de proliferación y fase de maduración. Aunque algunos autores la describen con algunas fases intermedias, principalmente se darán esas tres fases, que se solapan unas con otras. La cicatrización de una herida puede ocurrir por primera o por segunda intención[3].

3. MARCO CONCEPTUAL

Las UPP constituyen un tipo especial de lesiones, que están causadas por un trastorno de la irrigación sanguínea y nutrición tisular como resultado de una presión prolongada sobre prominencias óseas y la superficie exterior[4]. Ocurre con mayor frecuencia en personas de edad avanzada, en situación de encamados o en una silla de ruedas, desnutridas, comprometidas de conciencia y con mal apoyo familiar. Las zonas más comprometidas de aparición son aquellas que circundan las prominencias óseas, como el occipucio, escápula codos, sacro, trocánteres, maléolos externos y talones.

3.1 Definición y prevalencia

Podemos definir la úlcera por presión como aquella lesión de la piel producida por una presión mantenida en una determinada región corporal que resulta en daño al tejido subyacente. Como consecuencia, se produce una isquemia del tejido blando por compresión entre 2 estructuras rígidas, prominencia ósea y superficie exterior.

La Organización Mundial de la Salud (OMS) considera la presencia de úlceras por presión iatrogénicas un indicador de la calidad asistencial, es decir un indicador de la calidad de los cuidados ofertados, tanto a los pacientes que las presentan como a los que corren riesgo de presentarlas[5]. Este tipo de heridas constituyen un muy importante problema porque repercuten en el nivel de salud y calidad de vida de quienes las presentan, en sus entornos cuidadores y en el consumo de recursos del sistema de salud[5].

A día de hoy se reconoce que prácticamente el 95% de las UPP que se producen son evitables[5]. Llevando a cabo medidas tan sencillas como los cambios posturales, la utilización de sistemas de disminución de presión o la aplicación de unos productos preventivos como aquellos ácidos grasos hiperoxigenados, disminuyen considerablemente la aparición de UPP y se minimizan el elevado coste que posteriormente supondrá su curación[5].

Un estudio llevado a cabo en 2013 en un geriátrico en España, revela que la prevalencia de las UPP del 6,20% del total de los pacientes[4]. Este estudio también revela que las UPP son más frecuentes en pacientes de edad media, pluripatológicos y polimedicados, con un alto nivel de dependencia e inmovilidad.

El 4º Estudio Nacional de Prevalencia llevado a cabo en España en 2013, revela una prevalencia de UPP en hospitales, en adultos, entre el 7% y el 8,5%, en atención sociosanitaria entre el 12% y el 14% y en atención primaria entre el 8% y el 9%[6]. En los hospitales destaca la elevada prevalencia en UCI, que llegaría al 22%[6].

Considerando las características de las lesiones, la situación más frecuente y común en los tres niveles asistenciales es que los pacientes tengan 1 o 2 UPP y no llegan al 15% los que tienen 3 o más. En la clasificación por estadios, el mayor porcentaje de lesiones corresponde a las de estadio II. Las localizaciones anatómicas en las que aparecen con mayor frecuencia las UPP son sacro, talón, trocánter y maléolos, en este orden[6].

3.2 Etiopatogenia

El factor causal primordial en la formación de las UPP es la fuerza de compresión, ya sean fuerzas de compresión de alta intensidad por corto período de tiempo o de baja intensidad por largos períodos de tiempo; en ambos casos pueden producir unas ulceraciones cutáneas. Los mecanismos básicos de producción de UPP son:

- Presión: es la fuerza ejercida en dirección perpendicular sobre una zona concreta a causa de la fuerza de la gravedad y del propio peso de la persona. En condiciones normales, la presión capilar oscila entre 16-32 mmHg, por lo que una presión superior a 32 mmHg será suficiente para interrumpir el flujo sanguíneo, desencadenar procesos trombóticos y forzar todo un ambiente anaerobio que desencadene lesiones tisulares y necrosis[7].
- Fuerza de fricción: es la fuerza tangencial que actúa paralela a la piel en situaciones en las que se produce arrastre o roce. Supone un trauma para la piel por desgaste y posible superación del umbral elástico de la misma.
- Fuerzas de cizallamiento: es una combinación de la presión y fricción. Estas fuerzas son frecuentes en la posición de Fowler.
- Isquemia - revascularización súbita: durante la isquemia local se mantiene la actividad celular normal a base de las reservas tisulares de oxígeno y nutrientes básicos. Una vez agotadas estas reservas, los tejidos buscan alternativas anaeróbicas que conducen a la formación de unos desechos, que se acumularan en el intersticio y pasaran al lecho vascular. Si tras un tiempo prolongado, con presión constante y mantenida sobre una zona, se libera dicha presión, se produce toda una revascularización súbita. Esta revascularización aumentará considerablemente la permeabilidad capilar, produciendo extravasación de los sustratos procedentes del metabolismo anaerobio, afectando las propiedades tisulares y disminuyendo la elasticidad y resistencia de la piel[7].

Dependiendo de la posición corporal, existen unas localizaciones donde la vulnerabilidad de sufrir UPP aumenta:

- Decúbito supino: occipucio, escápulas, codos, sacro, coxis, pliegue interglúteo y talones[7].
- Decúbito lateral: pabellón auricular, hombro, codo, cresta iliaca, trocánter mayor, cara externa e interna de la rodilla, maléolo interno y externo y talón.
- Decúbito prono: codos, costillas, esternón, crestas iliacas, cara anterior de los muslos, rodillas, dorso de los pies y dedos de los

pies.
- Sedestación: escápulas, sacro, coxis, tuberosidades isquiáticas y talones.

3.3 Factores de riesgo

Además del mecanismo de isquemia - presión, existen múltiples factores que contribuyen en el proceso de ulceración, disminuyendo la tolerancia tisular y creando las condiciones para que se genere una UPP. Estos factores pueden ser extrínsecos o intrínsecos[8].

- FACTORES EXTRÍNSECOS
  - Maceración, transpiración y exudado de la herida: producen un exceso de humedad de la piel, haciéndola más blanda y susceptible de lesionarse. También repercute negativamente la incontinencia.
  - Fricción: el roce con otra superficie daña la epidermis y causa abrasiones superficiales[8].
  - Fuerzas cortantes o cizallamiento: la fricción en combinación con la gravedad mueve aquel tejido blando sobre un hueso fijo produciendo disrupción de vasos, lo que genera más isquemia. Esto se produce:
  - por ejemplo, al elevar la cabecera más de 30° y el paciente se desliza hacia abajo.

- FACTORES INTRÍNSECOS
  - Edad: en pacientes añosos la piel es más seca, deshidratada, menos elástica y con reducción de la masa tisular, lo que favorece la ulceración.
  - Nutrición: la baja ingesta oral o la desnutrición favorecen la producción de estas úlceras. En pacientes con UPP se recomienda dietas hipercalóricos e hiperproteicas, en la medida de lo posible, con estas características:
    - Calorías: 30-35 Kcal/Kg peso/día.
    - Proteínas: 1,25-1,5 gr/kg peso/día, aunque también se puede aumentar hasta 2 gr/kg peso/día en función de necesidades.
    - Minerales: especialmente aporte de Zinc, Hierro y Cobre.
    - Vitaminas: especialmente las vitaminas del complejo B y vitaminas A y C.
    - Aporte hídrico: 30 cc agua/día/kg peso[9-10].

La principal escala que se usa para valorar el estado nutricional y así poder establecer un adecuado tratamiento es la llamada MNA (Mini Nutritional Assessment).

- Movilidad: en condiciones normales, nos movemos y cambiamos de postura cuando la presión nos incomoda o causa dolor. La parálisis, los trastornos sensoriales, la debilidad extrema, apatía,

falta de lucidez mental, etc., afecta esta respuesta. Es importante recomendar los conceptos básicos sobre cambios posturales:
- o Seguir un patrón de cambios posturales establecidos cada hora o cada tiempo que se programe, el cual variará en función de la movilidad y estado general del paciente.
- o Mantener siempre la alineación corporal y distribución del peso adecuadas.
- o Evitar el arrastre.
- o A los pacientes en sedestación hay que movilizarlos cada hora.
- o En decúbito lateral no sobrepasar un ángulo de 30°.
- o Valorar el uso de los dispositivos de ayudas existentes o disponibles, como los colchones o cojines específicos o reguladores de temperatura. También se puede valorar el uso de taloneras o vendajes que protejan zonas en riesgo.

- Hipoxia tisular: cualquier trastorno que resulte en una hipoxia tisular también favorece la formación de la UPP. Entre estos trastornos encontramos aquellas alteraciones circulatorias o las respiratorias, anemias y edema.
- Higiene: la falta de higiene necesaria aumenta el número de microorganismos en la piel, la macera y la hace más proclive a lesionarse.
- Lesiones medulares, enfermedades neurológicas, etc.
- Otros: la anemia, hopoproteinemia, hipovitaminosis, patologías psiquiátricas, respiratorias, circulatorias, las infecciones crónicas, abandono familiar, etc.

4. CLASIFICACIÓN Y ESTADÍOS

Las úlceras por presión se suelen clasificar en 4 estadíos, que se enumeran con los números romanos I, II, III y IV. Hay otros métodos para clasificarlas, pero éste es el que recomienda el Grupo Nacional para el Estudio y Asesoramiento en Úlceras por Presión y Heridas Crónicas (GNEAUPP)[11]. El catalogar la úlcera por presión en un nivel u otro dependerá fundamentalmente de los tejidos afectados y de la extensión y profundidad de la misma. Sin embargo, hay que aclarar que sólo una vez desvitalizado el tejido y realizando una limpieza profunda, podremos saber realmente el nivel en el que se encuentra la UPP. Es importante clasificar bien y determinar el estadío en el que se encuentra la úlcera, ya que el tratamiento y los productos a usar varían de un estadío a otro.

Así pues, las categorías o estadíos que recomiendan la GNEAUPP son:
- Estadío I: se caracteriza por una alteración observable en la piel, que corresponde a un eritema cutáneo que no palidece al aplicar presión

sobre él. Otros autores recomiendan que hay que esperar unos 30 segundos y si el eritema no desaparece estamos ante una UPP grado I. En personas de piel oscura, el eritema puede tomar colores rojos o morados y azulados. Otras características de la piel que pueden verse modificadas son la temperatura de la piel (caliente o fría), la presencia de edemas o induración y sensaciones como dolor o escozor[11-12].

- Estadío II: en este nivel ya existe una pérdida parcial del grosor de la piel, que puede afectar a dermis, epidermis o ambas. Se manifiesta como una úlcera superficial con un lecho rojizo y con ausencia de esfacelos. Es una úlcera superficial que tiene aspecto de ampolla, abrasión o cráter superficial.
- Estadío III: se tratan de úlceras ligeramente profundas y que tienen unos bordes claramente diferenciados y delimitados. Puede existir necrosis y exudación, que implica lesión del tejido subcutáneo. Puede extenderse hasta llegar a la fascia, pero no se ve en ningún caso hueso, músculo o tendones. Según la zona anatómica donde se produzca la úlcera y el tejido adiposo que contenga, pueden existir tunelizaciones y serán más o menos profundas. Suelen presentar esfacelos.
- Estadío IV: existe una pérdida del espesor total de la piel con una destrucción extensa, la necrosis del tejido y dejando expuestos músculos, huesos y tendones. Pueden presentar esfacelos y suelen ser cavitadas. Tienen una forma de cráter. Suele haber exudado abundante. Una UPP en este grado puede provocar una sepsis general al tener tan expuestos los tejidos, así como un shock séptico, osteomielitis u osteítis.

5. PREVENCIÓN

Un aspecto fundamental para la prevención de las UPP es realizar una valoración individualizada para cada paciente, ya sea en el centro sanitario, en la residencia geriátrica o en su domicilio. Esta valoración debe ser integral, por unos patrones funcionales o por las necesidades básicas, complementada con el uso de escalas normalizadas que nos servirá para clasificar a los pacientes por grupos de riesgo y adecuar el tratamiento de la forma más apropiada.

Se recomienda el hacer una valoración periódica, así como cuando se produzca algún cambio destacable que pueda implicar un cambio en el proceso de curación. En cuanto a las intervenciones desaconsejadas en la prevención de las úlceras por presión, nos encontramos con las siguientes:
- Dar masajes en aquellas zonas de riesgo, que normalmente están enrojecidas.
- Aplicar alcoholes sobre la piel para estimular la circulación.

- Usar flotadores para la zona sacra en pacientes con riesgo de padecer este tipo de úlceras.
- Sentar al paciente que tiene aquella herida en el sacro en un sillón convencional.
- Usar antisépticos como la povidona yodada o clorhexidina para limpiar el fondo de la úlcera, así como en úlceras que tengan signos de infección.
- Limpiar con la solución a presión sobre el lecho de la herida.
- Aplicar antibióticos en forma de pomada en úlceras con signos de infección[13].

5.1 Educación sanitaria

El personal de enfermería debe encargarse de la educación sanitaria, tanto de los pacientes como de la familia y/o cuidador/a principal. El objetivo de la educación para la salud es ofrecer los recursos y conocimientos básicos y adecuados a la población para que sean capaces de realizar unos cuidados de calidad y así conseguir una curación temprana.

Cuando un profesional de la salud da información sanitaria, lo debe hacer de forma comprensible, usando un lenguaje adaptado al nivel intelectual del receptor y dando la información de forma escalonada, evitando que queden dudas y detalles por tratar.

En el ámbito de la educación sanitaria, a los pacientes con úlceras por presión o en riesgo de padecerlas se les recomendará y se les ayudará a:
- Mejorar aquel nivel de salud adquiriendo un estilo de vida más saludable.
- Ayudar a aumentar el nivel de conocimientos sobre los cuidados básicos para la prevención y/o tratamiento de las úlceras por presión.
- Mejorar la participación en los cuidados.
- Aconsejar y explicar los recursos sanitarios a los que tiene acceso.
- Ofrecer información y conocimientos que les permitan desarrollar las habilidades específicas para los autocuidados.
- Enseñar a detectar signos y síntomas de posibles complicaciones[14].

6. VALORACIÓN DE LA UPP

El método más eficiente de afrontar el problema de las úlceras por presión en nuestros centros sanitarios es la prevención. Entre aquellas estrategias incluidas en los programas preventivos está la evaluación del riesgo de aparición de UPP mediante las escalas. Entre las EVRUPP con mayor capacidad predictiva están las escalas NORTON, BRADEN y EMINA[15].

6.1 Descripción de la UPP

Una úlcera por presión es una lesión en la piel ocasionada por un proceso de isquemia, pudiendo extenderse desde la epidermis hasta el tejido óseo.

Antes de iniciar el tratamiento de la herida deberemos de realizar una valoración inicial para así poder monitorizar su evolución.
Aspectos a tener en cuenta:
- Descripción y localización de la lesión:
    - Extensión-tamaño.
    - Profundidad.
    - Coloración de los tejidos.
- Estudio de la piel y los tejidos circundantes:
    - Color: pigmentada, pálida, cianosis, sonrosada.
    - Textura: ruda, gruesa, fina.
    - Turgencia: buena, mala.
    - Temperatura: fría (<37°), caliente (>37°).
    - Humedad: seca, húmeda, normal.
    - Edema: grado y localización.[16]
- Dolor: localización e irradiación.
- Factores que contribuyen al desarrollo o destrucción de los tejidos, valorado por:
    - Trastornos sensoriales: disminución del nivel de conciencia, confusión, parestesias…
    - Inmovilidad.
    - Irritantes químicos, incontinencia urinaria y/o fecal.
    - Estado nutricional: delgadez, obesidad, deshidratación.
    - Trastornos neurológicos, vasculares, endocrinos…
- Hábitos higiénicos inadecuados o insuficientes: la utilización de jabones, hidratación de la piel, secado de pliegues, etc.
- Tratamientos como escayolas, férulas, tracciones, prótesis, sondas, etc.
- Estilo de vida[16].

Los tipos de tejido que podemos encontrar en el lecho de una UPP son:
- Necrótico: aspecto oscuro, negro o marrón que no se adhiere a los bordes de la herida.
- Esfacelo: tejido amarillo o blanco que se adhiere a los bordes de la herida en bandas de aspecto fibroso.
- Granulación: tejido rojo o rosáceo con una apariencia granular y brillante.
- Úlcera contaminada: la úlcera con presencia de bacterias en su superficie. Se consideran que toda aquellas ulceras crónicas están contaminadas.
- Úlcera colonizada: cuando en la superficie de la úlcera existen gérmenes contaminantes que están multiplicándose sin producir

infección.
- Úlcera infectada: cuando existe una invasión y multiplicación de bacterias en los tejidos de la úlcera, ocasionando una lesión local y aparecen los signos de inflamación: dolor, mal olor, exudado purulento.

Según el Comité consultivo nacional norteamericano de UPP, la escala de más fiabilidad para el seguimiento de las UPP es la escala PUSH. Esta herramienta de monitorización de la evolución de las UPP considera las dimensiones, la cantidad de exudado y el tipo del tejido existente en la úlcera[17].

6.2 Cuidados específicos de las UPP

El tratamiento local de las úlceras por presión se lleva a cabo a través de los siguientes pasos:
- Limpieza de la herida: se deberá aplicar una presión de lavado con suero salino 0,9% que garantice el arrastre de restos orgánicos, inorgánicos y exudados cada vez que se cambie el apósito. De esta manera disminuimos aquel riesgo de infección, rehidratamos la superficie de la herida y facilitamos la inspección de la úlcera[17].
- Desbridamiento: aquel desbridamiento es clave para una buena evolución de aquellas heridas que contengan tejido necrótico, esfacelos o detritus celulares, ya que estos favorecen el desarrollo de gérmenes patógenos y retrasan el proceso de cicatrización. Según el tipo de tejido a desbridar y la situación clínica del paciente, se procederá a realizar un desbridamiento quirúrgico, enzimático / químico o autolítico. Además, tendremos que tener en cuenta la rapidez con la que queremos desbridar, la presencia de infección, la profundidad y localización de la úlcera, así como el dolor y posibles coagulopatías del paciente[17].
- Prevención y abordaje de la infección: se evitará el contacto de los desechos corporales con la úlcera, llevándose a cabo las medidas higiénicas y protectoras necesarias antes de cualquier manipulación de la UPP[18]. No se utilizarán antisépticos de forma sistemática en la limpieza de la lesión. Se identificará cualquier signo de infección, como inflamación, exudado purulento, calor, dolor, mal olor. Se tratarán en último lugar las zonas y lesiones más contaminadas, intensificando aquel proceso de limpieza y desbridamiento en presencia de infección. Se realizarán cultivos bacterianos si existen signos de infección o la evolución de la herida no es la esperada. Se usará antibióticos sistémicos en vez de tópicos en las UPP infectadas una vez identificado el germen patógeno. Se aconseja usar apósitos con plata o cadexómero iodado como opción a los antibióticos locales para la prevención de la infección. Se evitará el cierre en falso o la producción de abscesos en la lesión rellenando

las cavidades o tunelizaciones.
- Apósito: se tendrán en cuenta diversos aspectos para la elección del apósito más adecuado, como son la clase de tejido, aquellas características y cantidad de exudado, la localización de la lesión, la piel perilesional, el estado general del paciente, la relación coste-efectividad, etc. No obstante, se reconsiderará el tipo de apósito y se cambiará según el tipo de producto usado y las características de la UPP[18]. Aspectos a tener en cuenta:
    • Se recomienda el uso de apósitos y productos de cura en ambiente húmedo para una mejor curación y restauración de la integridad cutánea.
    • Los apósitos hidrocoloides están indicados para UPP limpias y en zonas del cuerpo donde no se enrolle.
    • Los apósitos de hidrogel se usarán en UPP no infectadas y con tejido de granulación.
    • En úlceras con un alto o moderado contenido de exudado se utilizarán apósitos de alginato e hidrofibras.
    • Se aconseja el uso de apósitos de silicona en lesiones frágiles o con la piel perilesional del mismo modo.
    • En úlceras que están infectadas o colonizadas con alto riesgo de infección se usarán apósitos de plata.
    • Cuando tengan mucho exudado o estas sean malolientes se considerará el uso de apósitos con carbón activo.
    • En caso de difícil cicatrización se recomienda el uso de los apósitos con colágeno[18].

7 COMPLICACIONES
Entre las complicaciones primarias más frecuentes en pacientes con UPP, están: dolor, anemia e infección[19].
Las UPP pueden ser extremadamente dolorosas, especialmente durante su manipulación (curas, desbridamiento, cambios de posición, etc.). Por ello, una analgesia eficaz y el control de la fuente de dolor mejoran el estado general y facilita la movilidad y la cooperación en los cuidados. No deberá considerarse como ausencia de dolor el hecho de que el paciente no pueda expresarlo o reaccionar ante él por diversos motivos, como pueden ser trastornos de la conciencia o estados comatosos, entre otros.
El dolor de una UPP es el resultado de la combinación de 2 tipos de dolor: dolor nociceptivo, causado por el daño tisular, que es el estímulo de la respuesta dolorosa, y dolor neuropático, cuyo origen es el daño del tejido nervioso en la zona de la herida[19]. Los pacientes consideran el dolor asociado a todas estas heridas un síntoma muy penoso que empeora considerablemente su calidad de vida, ya que puede ser muy intenso y tener

repercusiones tanto físicas como psicológicas.

La anemia será con frecuencia de origen multifactorial: hemorragia local en el desbridamiento, anemia debida a los trastornos crónicos y derivada de extracciones múltiples.

En cuanto a la infección, dificulta la curación de la UPP y es una complicación habitual, que puede llegar a ser muy grave cuando produce osteomielitis, bacteriemia y celulitis. Se debe sospechar en toda UPP que llega a fascia profunda o en aquellas que no afectan a fascia pero que tiene signos clínicos de infección: inflamación, aumento del exudado, presencia de dolor o aumento de tamaño.

Las complicaciones secundarias son fundamentalmente: pérdida de calidad de vida y aumento de la morbi-mortalidad derivada de una mayor estancia hospitalaria, el retraso en la recuperación y rehabilitación, infecciones nosocomiales o iatrogenia[19].

8 PLAN DE CUIDADOS ENFERMEROS

La utilización de una Taxonomía Diagnóstica beneficia en todos aquellos aspectos el desarrollo disciplinar, incrementa la responsabilidad profesional, proporciona una estructura para el estudio de casos e investigación, a la vez que facilita unos cuidados enfermeros óptimos.

9 RESUMEN

La piel es el órgano más amplio y externo del cuerpo y, por ello, goza anexo cumplir con una gran variedad de funciones. La estructura cutánea consta de tres capas superpuestas, que de fuera a dentro son: epidermis, dermis e hipodermis. La cicatrización de las heridas es un proceso fisiológico de alta complejidad que está orientado a recuperar la integridad del tejido dañado, permitiendo su regeneración y restaurando sus funciones. Pero este proceso depende de diversos factores, tanto intrínsecos como extrínsecos, los cuales son fácilmente alterables, por lo cual resulta fundamental entender aquel comportamiento de la piel ante una lesión y cuáles son los mecanismos que se alteran cuando se instaura una lesión crónica, como es el caso de las úlceras por presión.

Las ulceras por presión son lesiones de origen isquémico que afecta a la piel y los tejidos subyacentes, con pérdida de sustancia cutánea producida por la presión prolongada entre dos superficies duras. Suponen un problema de gran envergadura en el sistema sanitario actual, estando presente sobre todo en pacientes de edad avanzada con dificultad de movimiento y en pacientes que, por diversos motivos, pasan grandes periodos de tiempo encamados.

En España, las UPP constituyen todavía una complicación frecuente, tanto en los pacientes hospitalizados como en aquellos que reciben cuidados domiciliarios o están institucionalizados en centros socio-sanitarios. Este hecho tiene un impacto negativo sobre la salud y la calidad de vida de los pacientes y sus familiares, afectando seriamente su autoestima y debilitando el bienestar sociofamiliar.

La actuación de enfermería es esencial en la prevención y tratamiento de las UPP, ya que la mayoría de las úlceras por presión son evitables aplicando los cuidados adecuados y realizando la valoración correcta y adecuada en el tiempo. El manejo adecuado de las úlceras por presión constituye un indicador de calidad asistencial.

El tratamiento y la recuperación de este tipo de lesiones es largo y costoso, por lo que la prevención constituye el primer eslabón y el más importante para hacer frente a este problema de salud.

10 BIBLIOGRAFÍA

1. Arenas, R. atlas Dermatología, diagnóstico y Tratamiento. D.F. México: Mc Graw Hill, 3º edición. 2005; pp 1-7.

2. Guarín corredor C, Quiroga Santamaría P, Landinez Parra NS. Proceso de cicatrización de heridas de piel, campos endógenos y su relación con las heridas crónicas. Rev. Fac. Med. 2013 Vol.61 No.4:441-448.

3. Fundació Dr. Jordi Mas. Ethicon Wound Closure Manual. Revisió realitzada en 2008. Disponible en:
    http://www.fundacion-dr-jordi-mas.org

4. Fernández Martínez. M, González Polo. A, Juárez Vela. R. prevalencia y factores de riesgo asociados a las UPP en pacientes institucionalizados en una residencia geriátrica. Trabajo fin de grado. Universidad san Jorge. Zaragoza. 2013.

5. Ramos Antonio, Ribeiro Ana S. F., Martín Almudena, Vázquez Margarita, Blanco Beatriz, Corrales José M. et al. Prevalencia de úlceras por presión en un centro sociosanitario de media-larga estancia. Gerokomos [Internet]. 2013 Mar [citado 2016 Mayo 27]; 24(1): 36-40. Disponible en:
    http://scielo.isciii.es/scielo.php?script=sci_arttext&pid=S1134-928X2013000100008&lng=es.http://dx.doi.org/10.4321/S1134-928X2013000100008.

6. Pancorbo hidalgo. PL, García Fernández. FP, Torra i bou. JE, Verdú soriano. J, Soldevilla Agreda. JJ. Epidemiología de las úlceras por Presión en España en 2013: 4º Estadio Nacional de Prevalencia. Gerokomos. 2014;25(4): 162-170.

7. Manuales FUDEN para la preparación del examen EIR. Enfermería

medicoquirúrgica II: cuidados y procedimientos. 7ª edición. 2015.

8. Prado A, Andrades P, Benitez S. Ulceras por Presión. In: Cirugía Plástica Esencial. Andrades P, Sepúlveda S (Eds). Universidad de Chile, Santiago, 2005, Cap.7, pp 111-126.

9. National Pressure Ulcer Advisory Panel, European Pressure Ulcer Advisory Panel and Pan Pacific Pressure Injury Alliance. Prevention and Treatment of Pressure Ulcer: Clinical Practice Guideline. Emily Haesler (Ed.) Cambridge Media. Perth, Australia; 2014.

10. Verdú Soriano J. Epidemiología, Prevención y Tratamiento de las Úlceras por Presión. Tesis doctoral. Alicante. Universidad de Alicante; 2005.

11. García Fernández, FP; Soldevilla-Ágreda, JJ; Pancorbo-Hidalgo, PL; Verdú Soriano J; López-Casanova, P; Rodríguez Palma M. Clasificación-categorización de las lesiones relacionadas con la dependencia. Serie Documentos Técnicos GNEAUPP nºII. Grupo Nacional para el Estudio y Asesoramiento en Úlceras por Presión y Heridas Crónicas. Logroño. 2014.

12. Blasco Gil S. Guía clínica para la prevención y el tratamiento de las úlceras por presión. Aragón, 2007.

13. Grupo Nacional para el Estudio y Asesoramiento en Úlceras por Presión Y Heridas Crónicas (GNEAUPP). Directrices Generales sobre Prevención de las Úlceras por Presión. Logroño: GNEAUPP, 2003.

14. Ávila C, Bonias J, García L, García V, Herráiz A, Jaen Y. Guía de Práctica Clínica de Enfermería: Prevención y tratamiento úlceras por presión y otras heridas crónicas. Trainmed.com. 2008.

15. Pancorbo-Hidalgo, PL; García-Fernández, FP; Soldevilla-Ágreda, JJ; Blasco García, C. Escalas e instrumentos de valoración del riesgo de desarrollar úlceras por presión por Presión. Serie Documentos Técnicos GNEAUPP nº 11. Grupo Nacional para el Estudio y Asesoramiento en Úlceras por Presión y Heridas Crónicas. Logroño. 2009. Disponible en: http://gneaupp.info/wp-content/uploads/2014/12/19_pdf.pdf

16. Guía de cuidados enfermeros. Ulceras por presión. INSALUD. Ministerio de sanidad y consumo. Instituto nacional de salud. Madrid. 1996.

17. Nieto- Carrillero R; Carrillero López C; Guija Rubio R, Serrano-Navalón M; Alarcón-Zamora J; Agustín F; García Morote T. Protocolo de Úlceras por presión en UCI del Complejo Hospitalario Universitario de Albacete.

18. Dirección Enfermera. Hospital Universitario Ramón y Cajal. Protocolos de Cuidados. Úlceras por Presión. 2005.

19. Wilson AB. Quality of life and leg ulceration from the patient's perspective. Br J Nurs. 2004;13:17–20.

EDITOR: *Diego Molina Ruiz*

12 PIE DIABÉTICO

AUTORAS:
Gloria Bermejo Pérez
Alba Flores Reyes

Referencia: Bermejo Pérez G, Flores Reyes A. Pie Diabético. Notas sobre el cuidado de Heridas. Huelva: Molina Moreno Editores; 2016

1 INTRODUCCIÓN.
Nuestro objetivo principal es dar a conocer el actual abordaje terapéutico del pie diabético por su prevalencia y trascendencia en la población diabética. Lo hacemos destacando aquel papel de enfermería como identificador de riesgos, educador y cuidador, todo ello basándonos en técnicas con la más actual evidencia científica. Estas técnicas podrán servir como orientación en el desempeño diario del trabajo de los profesionales de enfermería, siempre enfocado desde la perspectiva bio-psico-social del paciente, con el fin último de su independencia, el cual es sinónimo de calidad de vida.

2. CONCEPTOS
    2.1. DEFINICIÓN
El pie diabético es uno de los problemas secundarios más graves de la diabetes mellitus (DM). Lo definimos como el pie con heridas o úlceras en una persona que padece diabetes. Consiste en un trastorno de los pies provocado por la neuropatía, la isquemia y la infección que provocan aquellas alteraciones tisulares o úlceras secundarias a microtraumatismos, ocasionando una muy importante morbilidad que puede devenir en las amputaciones"[1].

Las manifestaciones clínicas del pie diabético son: presencia de úlceras, pie artropático o artropatía de Charcot, necrosis digital, infección necrotizante de tejidos blandos, osteomielitis, celulitis y/o linfagitis. Y a su vez, las complicaciones más frecuentes del pie diabético son la isquemia, el dolor neuropático y la infección[1].

2.2. ETIOLOGÍA

La mayoría de los problemas de pie diabético surgen principalmente por dos complicaciones serias de la enfermedad: La Neuropatía periférica (daño de los nervios periféricos que produce disminución de sensibilidad y piel seca y agrietada) y la Arteriopatía periférica (provoca mala circulación reduciendo el flujo de sangre en los tejidos y pudiendo provocar isquemia)[1]. Cabe destacar además los siguientes factores de riesgo: Historia de úlceras previas, amputación previa, edad avanzada o tiempo de evolución de enfermedad superior a 10 años, mal control metabólico, calzado, higiene y cuidados de los pies no adecuados, un nivel socioeconómico bajo, tabaquismo/alcoholismo, aislamiento social y deformidades en el pie. En cuanto a las deformaciones, suelen apreciarse cambios como dedos en garra, hallux valgus, artropatía de Charcot y/o engrosamiento de la piel del pie, provocando restricción en la movilidad articular y generando un aumento de la presión plantar en la zona formándose callos que pueden evolucionar a lesiones pre-ulcerosas[1,2].

2.3. FACTORES EPIDEMIOLÓGICOS Y SOCIOECONÓMICOS

En España, la DM afecta a más del 13% de la población adulta mayor de 18 años y su prevalencia sigue aumentando año tras año. Las cifras de pie diabético oscilan entre el 8% y el 13% de los pacientes con DM, afectando mayormente a la población diabética entre 45 y 65 años[1].

En el momento del diagnóstico de DM, aproximadamente el 66% de los pacientes ya presentan criterios de neuropatía periférica (considerada la complicación más prevalente) y el 22'6% isquemia de miembros inferiores[1]. Los costes socioeconómicos son elevados: en DM1 oscilan entre 1.262 y 3.311€ por persona/año y para DM2 entre 381 y 2.560€ por paciente/año[1].

3. EXPLORACIÓN

3.1 OBJETIVOS

La exploración del pie diabético por parte de profesionales de enfermería tiene como objetivos principales reducir la incidencia de dicha dolencia, prevenir la amputación y reducir la mortalidad debida a complicaciones[3,4,5,6].

3.2 FRECUENCIA DE EXPLORACIÓN

Una clasificación adecuada y un buen seguimiento pueden reducir mucho la prevalencia de amputaciones de manera relevante. A partir de la exploración inicial, se le designará un nivel de riesgo al paciente, el cual dictará a su vez la asiduidad con la que los pacientes deberán pasar por atención primaria para el control de sus pies[4,5,6,7,8,9].

3.3 TÉCNICAS PARA EL DIAGNÓSTICO

El protocolo de detección del pie diabético en la atención primaria no requiere de tecnología sofisticada. El diagnóstico del pie diabético debería estar basado en la revisión de la historia del paciente, la exploración de los pies y en su caso pruebas complementarias[5,6,7,10].

- Historia clínica:

Debemos poner atención a los antecedentes médico-quirúrgicos de interés e historial social como son: edad, años de evolución de la DM, grado de control de la glucemia, presencia de complicaciones crónicas de la DM, factores de riesgo cardiovascular, previa ulceración o amputación de alguna extremidad, historia podológica previa, ausencia de pulsos pedales y pobre acceso al sistema sanitario y/o aislamiento social[6,11,12].

- Anamnesis:

Es conveniente preguntar al paciente sobre los síntomas patológicos que experimenta en su día a día (hormigueos, claudicación intermitente, frío en los pies, etc.). Esto nos orientará hacia el diagnóstico[7,10,13].

- Inspección de los pies:

Evaluaremos el estado de la piel y uñas, y exploraremos en busca de posibles deformidades y las alteraciones biomecánicas que fomenten la aparición de úlceras[3,6,8,9].

- Exploración neurológica:

Tocaremos los pies con diferentes herramientas para evaluar la sensibilidad:
  - Sensibilidad a la presión: Monofilamento de Semmes-Weinstein de 5.07[4,6,8,9,10].
  - Sensibilidad a la vibración: con un diapasón de 128 Hz graduado de Rydel-Seifferf[6,8,10].
  - Sensibilidad táctil: un algodón o pincel sobre el dorso o lateral del pie[3,6].
  - Sensibilidad térmica: una barra térmica o en su defecto el mango del diapasón[3].
  - Sensibilidad algésica: provocando sensación de dolor con un alfiler de punta roma[3,6].
  - Reflejos aquíleos: comprobando aquella estimulación del tendón de Aquiles dando un pequeño golpe con el martillo neuropercutor[6,8].

- Exploración vascular:
  - Palpación de pulsos: comprobando la presencia de los pulsos pedales[3,6,7,8,9].
  - Índice tobillo-brazo (ITB): realizando el ITB si existe enfermedad cardiovascular, pie diabético o pie de alto riesgo, o en los pacientes diabéticos mayores de 50 años[7,10].

3.4 ESCALAS PARA EL DIAGNÓSTICO

Existen diversas escalas que facilitan un diagnóstico rápido y preciso como la "60 Second Foot Screening Tool"[4,5] y la "60-Second Diabetic Foot Screen"[14,15]. Pueden utilizarse en la práctica diaria debido a su practicidad y facilidad de uso. En ellas están integrados los factores de riesgo más importantes a valorar a la hora del diagnóstico del pie diabético.

4. CLASIFICACIÓN

Existen múltiples clasificaciones mundialmente aceptadas, dentro de las cuales podemos nombrar la de Wagner, Texas, PEDIS y San Elián, entre otras[15].

La utilización de la clasificación de Wagner ayuda a prevenir la amputación facilitando la elección del tratamiento y seguimiento del estado del pie. Esta clasificación se basa en la profundidad de la úlcera, presencia de osteomielitis o gangrena y la extensión de la necrosis tisular. Es la escala más utilizada por su simplicidad y claridad, e integra seis estados donde el 0 corresponde al pie de riesgo y el 6 al pie que presenta gangrena extensa[10,15].

5. CUIDADOS

Para prevenir o impedir la aparición de complicaciones derivadas del pie diabético o evitar el agravamiento de éstas, es necesaria una buena relación enfermera-paciente y una muy buena cooperación con el paciente y sus familiares, para que se responsabilicen en seguir nuestras recomendaciones y directrices.

5.1 CUIDADOS DIARIOS

5.1.1 Control Glucémico

Un buen control glucémico se manifiesta en la ausencia de síntomas y complicaciones y de valores cercanos de glucemia a los de una persona sana. Según Iglesias, Barutell, Artola & Serrano[16], "Glucemia basal y prepandial 70-130mg/dl; Glucosa postprandial: menos de 180mg/dl, y A1C: 7%". Téngase en cuenta que la valoración crónica de la glucemia se hace mediante las proteínas glicosiladas (HbA1c) de los 2-3 meses previos[17].

5.1.2 Alimentación

No existe una única dieta específica para el pie diabético, sino que se recomienda seguir una alimentación equilibrada, con la salvedad de que en este grupo de personas es necesario cuantificar la cantidad de hidratos de carbono y su distribución diaria para lograr un óptimo control metabólico. A continuación mostramos una serie de recomendaciones[17]:

- Macronutrientes en el Pie Diabético.

Podemos mencionar los Hidratos de Carbono (50-60%), Grasas (25-30%) y Proteínas (12-20%). Respecto a la sal de mesa aconsejamos tomar <2,4g/día[18].

- Micronutrientes en el Pie Diabético.

Recomendamos tomar algunos suplementos como son el Ácido Ascórbico, (90mg/d en hombres y 75mg/d en mujeres); Vitaminas del grupo B (Ácido Fólico 400mg/d y B12 2,4mg/d); Vitaminas liposolubles (2.300 Ui/d en mujeres y 3.000 Ui/d en hombres); Y Vitamina K[19].

5.1.3 Inspección
Se realiza para controlar el estado de los pies de forma diaria, y se puede realizar de una forma autónoma o con ayuda de algún familiar. Este procedimiento requiere poco tiempo y se puede realizar en cualquier lugar con buena iluminación en búsqueda de defectos en la piel. Según la American Academy of Orthopaedic Surgeons, deben controlarse los seis puntos principales en la planta de cada pie desde la punta del dedo gordo hasta el antepié transversal[20,21].

5.1.4 Aseo
Fundamental para evitar la aparición de lesiones. Recomendamos el lavado diario con agua templada (35-36°C) con una esponja, manopla o incluso la mano para no irritar la piel, y usar un jabón de Ph neutro para que no afecte a la microflora. Posteriormente hay que secar bien los pies y espacios interdigitales muy suavemente, dando unos toques y evitando que queden húmedos[20,21].

5.1.5 Calzado
Es imprescindible el uso de un calzado cómodo, preferiblemente de cuero, suela antideslizante y buena sujeción, adecuado a cada tipo de actividad y que no deje a los pies al descubierto, junto con los calcetines o medias preferiblemente de tejidos naturales (lana, algodón o hilo) para que sean transpirables, cambiándolos diariamente. Se desaconseja caminar con los pies descalzos para prevenir riesgo de hacerse daño[21,22].

5.1.6 Ejercicio
Es beneficioso realizar el ejercicio físico en cuanto a un mejor aporte sanguíneo a los miembros inferiores, además de mejorar la condición física (fuerza muscular, movilidad, elasticidad, resistencia), así como lograr una pérdida de peso, sobre todo en la DM tipo 2, y como último resultado un mejor control metabólico de la diabetes y mejor calidad de vida[17]. Siempre debemos considerar individualmente el estado del paciente que va a realizar ejercicio para evitar las posibles complicaciones.

5.1.7 Tabaquismo
Se trata de un factor predisponente y agravante para el pie diabético, debido a que acelera las patologías circulatorias como aterosclerosis, infarto de miocardio, el accidente cerebro-vascular, y generando las enfermedades autoinmunes. La nicotina del tabaco produce vasoconstricción arterial, favorece aquella isquemia periférica y activa la agregación plaquetaria aumentando el tamaño de las placas ateromatosas y predisponiendo a la formación de trombos[23].

5.2. Educación y Control Desde Atención Primaria

Desde Atención Primaria (AP), enfermería lleva un seguimiento de todos los pacientes diabéticos con períodos de cita programados.

5.2.1 Obesidad
Es un factor de riesgo presente en la DM tipo 2 que perjudica de forma que aumenta la resistencia a la insulina y dificultad para realizar ejercicio físico, lo que conlleva a una mala calidad de vida y mal control de la enfermedad, con efectos negativos añadidos a la cicatrización de las heridas presentes en el pie y el empeoramiento de éste[16].

5.2.2 Hipertensión
La HTA es uno de los factores de riesgo más importantes en coexistencia de la diabetes, debido a que incrementa la probabilidad de episodios cardiovasculares (accidente cerebrovascular, infarto de miocardio, muerte cerebrovascular) el doble que una persona sin diabetes. Si la presión arterial (PA) está entre 130-139/80-89mmHg se opta por cambios en el estilo de vida; si aquella PA es >140/90 mmHg, normalmente el médico considera necesario el tratamiento farmacológico (IECA o ARA-II, o diurético tiazídico)[24].

5.2.3 Cuidado de las Uñas
Es un aspecto relevante debido a que si las uñas no están cuidadas y cortadas adecuadamente, pueden dañar el tejido de alrededor originando heridas. Por tanto se aconseja acudir al podólogo periódicamente si hay coexistencia de problemas, y en caso de que se posean habilidades de autocuidados, cortar las uñas cada vez que sea necesario, preferiblemente tras el baño con una tijera de punta roma y usar lima no metálica[22,21].

5.2.4 Otras Recomendaciones
Se recomienda que no se expongan los pies directamente sobre el frío o calor porque puede estar perdida cierta sensibilidad y dar lugar a posibles quemaduras[20]. En el trato de las heridas se excluye soluciones alcohólicas[24].

6. TRATAMIENTO

De forma general, los puntos claves que se deben tener en cuenta en el manejo de una úlcera de pie diabético (UPD) son el tipo de úlcera, la etiología y la evolución, el enfoque terapéutico, aquella limpieza y desbridamiento, el control del exudado e infección y promover el ambiente húmedo, entre otros[25].

6.1. Infección.
Los factores que promueven la infección en la UPD, son la causa neuropática, la propia macroangiopatía y la solución de continuidad en la piel, sumadas a la inmunodeficiencia de estos pacientes.

Las infecciones dificultan el manejo y curación de las úlceras, además, observar signos de infección en una UPD resulta complicado, ya que, los más comunes (como rubor, calor, tumor y dolor), se pueden presentar enmascarados. Con la evolución rápida de la infección, ésta presentará signos más evidentes y observables como la presencia del exudado, supuración y edema, así como celulitis, osteomielitis y olor desagradable[26].

6. 2. Tratamiento Farmacológico.

Enfermería no debe olvidar el tratamiento farmacológico pautado, pues es el responsable de su administración. Este tratamiento se centrará en combatir dos afecciones muy importantes: el dolor y la infección. Para el dolor (siguiendo prescripción médica): Pregabalina, Duloxetina, Tramadol, entre otros. Y para aquella infección (según prescripción médica): Amoxicilina/Ácido Clavulánico, Levofloxacino, Tazobactam, entre otros[26].

6.3. Tratamiento Local

- Desbridamiento.

Es una parte esencial en el tratamiento. Debemos de realizarlo lo suficientemente profundo y extenso con cuidado de no dañar el tejido de granulación siempre previo a cualquier cura y deben ser tan frecuentes como sean necesarios[26].

- Cura y apósitos.

Después del desbridamiento, la úlcera debe mantenerse en un ambiente húmedo, propiciado por la aplicación de apósitos. La elección de uno u otro dependerá de las características de la úlcera debiendo ser modificado según la evolución de la UPD[27].

Para comenzar la cura local, lo primero que debemos hacer es preparar el lecho de la herida según el proceso TIME (Tissue, Infection/Inflammation, Moisture balance, Edge of wound)[28]:

Tissue management: Limpiar la úlcera irrigándola con suero fisiológico al 0,9% de una forma suave. Como antiséptico se aconsejan el cadexómero yodado o la polihexanida. A continuación, realizar el desbridamiento quirúrgico con tijeras o bisturí[28].

Infection/Inflammation control: Es desaconsejable usar antibióticos tópicos debido a la existencia de biofilms[28].

Moisture balance: mantenimiento del ambiente húmedo con apósitos[25,28]:

- Hidrocoloides (Varihesive Gel Control®, Comfeel®): son bastante oclusivos y por tanto se desaconseja en úlceras infectadas. Indicada en grados Wagner I, II y III.
- Espumas de poliuretano (Allevyn®, Mepilex®, Biatain®, Versiva XC®): Son más cómodas que las anteriores. Y al ser semioclusivas pueden usarse en las úlceras infectadas y moderadamente exudativas.
- Alginatos (Sorbsan®, Urgosorb®): son muy absorbentes y hemostáticas, por tanto, pueden usarse en las úlceras muy exudativas y sangrantes. Deben recortarse a la forma de la úlcera porque pueden macerar los bordes.
- Hidrofibras (Aquacel®): son los apósitos más absorbentes.

- Extrafinos (de Silicona: el Mepitel®; Hidrocoloides: Varihesive Extrafino®, Urgotul®): para úlceras epitelizando, epidermólisis ampollosa.
- Apósitos con plata, para úlceras con colonización crítica y deben ser usadas por tiempo limitado. Disponibles en diferentes presentaciones: las espumas (como Mepilex Ag®, Batain Ag®), hidrofibras (Aquacel Ag®) y mallas (Atauman®, Acticoat®).

Edge of wound: desbridar los bordes de la herida si es necesario y evitar que se maceren[28].

Como alternativas de tratamiento, contamos con la oxigenación hiperbárica, que aumenta la disponibilidad del oxígeno tisular, y aquellos factores de crecimiento. Entre estos últimos se encuentra el factor de crecimiento epidérmico humano (Heberprot P®)[29]. Es un producto de la biotecnología que reduce los riesgos de amputaciones y constituye una alternativa de tratamiento para las UPD tórpidas[25].

6.4. Tratamiento Según el Grado de la Úlcera de la Escala de Wagner.

En función del grado en el que se encuentre la UPP, según la escala de Wagner modificada, llevaremos a cabo los siguientes cuidados[25,30]:

- Grado 0:
    - Lavado del pie con agua tibia y jabón neutro, aclarado abundante y secado exhaustivo.
    - Si existe una hiperqueratosis, se aplicará tópicamente la vaselina salicilada al 10% una vez al día durante una semana.
    - Si existen unas fisuras, aplicar un apósito hidrocoloide extrafino, siendo indicados antisépticos suaves que no tiñan la piel.
- Grado I:
    - Analgésicos, si existe dolor.
    - Limpieza diaria de la herida con suero fisiológico o solución antiséptica muy suave. Si el fondo es necrótico, debemos desbridar y realizar una cura húmeda.
    - Valorar la lesión cada dos o tres días y reposo estricto.
    - Aplicar factores de crecimiento y oxigenación hiperbárica.
- Grado II:
    - Similar al Grado I, pero con desbridamiento más amplio.
    - Hospitalización y reposo absoluto del miembro afectado y analgésicos y antipiréticos si dolor y fiebre.
    - Limpieza de la úlcera con solución salina fisiológica al 0,9% y desbridamiento quirúrgico de esfacelos y tejido necrótico cada 24-48 horas.

- Antimicrobianos de un amplio espectro por la vía oral y/o intravenosa.
- Grado III:
  - Hospitalización, analgésicos y antipiréticos si dolor o fiebre.
  - Incisión y drenaje con curas cada 12 horas.
  - Antimicrobianos de un amplio espectro vía oral y/o vía intravenosa.
  - Si se resuelve la sepsis y hay buena circulación se pueden aplicar factores de crecimiento.
- Grado IV:
  - Hospitalización, analgésicos y antipiréticos si dolor o fiebre.
  - Antimicrobianos de amplio espectro.
  - Amputación, dar margen quirúrgico.
- Grado V: igual que la anterior, pero la amputación debe tener margen quirúrgico por encima del límite de la lesión.

7. AMPUTACIÓN

La DM es la primera causa de amputación no traumática en miembros inferiores, aproximadamente un 5-7% de los pacientes diabéticos la sufren[1].

Ante una úlcera de evolución tórpida sin posibilidad de revascularización percutánea o quirúrgica o que no sea efectivo un tratamiento local con factor de crecimiento, se debe plantear la amputación. Ésta está indicada en casos de necrosis de uno o varios dedos, gangrena digital o del antepié, dolor incontrolable con los analgésicos, una necrosis extensa e infección potencialmente mortal[31].

La amputación se puede realizar en diferentes niveles dependiendo de la necesidad individual. El muñón de amputación debe ser fácilmente alojado en una prótesis, calzado modificado o cualquier otro aparato ortopédico. Tras someterse a una amputación, los pacientes suelen experimentar una mejoría en su salud general debido a que una infección grave ha sido ya solucionada[32].

Una vez realizada la amputación, los cuidados de enfermería deben ir dirigidos a la curación de la cicatriz del muñón, a controlar el dolor, a reducir las complicaciones y no retrasar la protetización del miembro por complicaciones y a ayudar al paciente a su rehabilitación, que constituye la adaptación biopsicosocial[33].

Por último, en relación a las curas del muñón, la primera cura tras la cirugía debe realizarse sobre las 48 horas, en la que se valorarán los drenajes y el aspecto de la herida quirúrgica. Tras su cura, debemos vendar el muñón manteniéndolo constantemente fijo y asegurando así la comodidad del paciente. El vendaje debe mantenerse aproximadamente hasta, al menos, la retirada de suturas de la herida quirúrgica, y debe abarcar el muñón y la articulación vecina. Consta de dos capas: La venda suave y acolchada (Velband®) y Venda elástica (Crepe®). Ambas vendas deben colocarse en diagonal de forma oblicua a fin de cubrir todo el muñón desde la parte distal a la proximal, para evitar edema distal, facilitar el retorno venoso, tonificar el tejido flácido, formar un muñón óptimo para la protetización, procurar protección y confort al paciente y acostumbrar al muñón a la cobertura constante[33].

8. DOLOR

El dolor es una experiencia sensorial y emocional desagradable asociada a daño tisular real o potencial, que se describe en términos de daño[34].
El dolor causado por aquel pie diabético puede ser causado por diferentes motivos:

- Dolor neuropático: puede clasificarse dentro del dolor crónico neuropático y se estima que hasta el 50% de aquellos pacientes diabéticos la padecen. Es constante, molesto y difícil de controlar, y es característico porque sobre todo duele por la noche[1,2,27].
- Dolor isquémico: puede clasificarse dentro del dolor crónico nociceptivo (el producido por el daño real de los tejidos, activando los nociceptores) y suele caracterizarse sobre todo por presentarse en estado de reposo y sin ejercer presión[1,2].
- Dolor por traumatismo: Es un dolor agudo. En un pie isquémico puede dar lugar a una úlcera de pie dolorosa y con probabilidad de hacerse crónica. Una herida en un pie afectado por neuropatía puede o no dar dolor al estar los nervios dañados. Además, en pacientes con neuropatía e isquemia (úlcera neuroisquémica), es posible que no haya síntomas, a pesar de aquella isquemia periférica grave[2].
- Dolor de miembro fantasma: en el caso de que se haya procedido a la amputación. Se da en un 50% de amputados y puede ser difuso en toda la extremidad o limitarse a la distribución de un nervio periférico[33].

Con el fin de elegir un correcto tratamiento, el dolor puede valorarse mediante escalas de valoración, como son la escala analógica-visual (EVA), escala analógica-visual (EVA) modificada o escala numérica análoga (ENA). Una vez seleccionada la escala a utilizar, utilizaremos siempre la misma para garantizar una coherencia en la valoración rutinaria[35].
Junto a esto, el dolor puede tratarse con medidas farmacológicas mediante prescripción médica (analgésicos, antidepresivos tricíclicos, antiepilépticos, etc.), no farmacológicas (técnicas de relajación, meditación, musicoterapia, masajes...) y/o tratamiento quirúrgico (amputación, etc.)[35].

9. RESUMEN

El pie diabético es uno de los problemas más graves de la diabetes. Se define así al trastorno de los pies provocado por la neuropatía y/o vasculopatía periférica e infección que provocan alteraciones tisulares o en las úlceras secundarias a unos microtraumatismos que puede devenir en amputaciones. Posee muy numerosas manifestaciones clínicas, entre ellas, artropatía de Charcor, celulitis, linfagitis y osteomielitis. Los factores de riesgo más frecuentes son: deformidades en el pie, edad avanzada o tiempo de evolución de enfermedad superior a 10 años, mal control de la glucemia, calzado no adecuado, etc.

Para diagnosticar el pie diabético deberemos considerar la historia clínica del paciente, el realizar una anamnesis sintomática, el inspeccionar exhaustivamente los pies y otorgarle una valoración de 0 a 5 en la escala de Wagner. Para poder prevenir la aparición y reincidencias, o impedir el empeoramiento de complicaciones, se hace necesario llevar a cabo una serie de cuidados diarios como el control glucémico, hábitos alimentarios e higiénicos, entre otros.

En cuanto al tratamiento, éste se basará principalmente en administrar antibioticoterapia pautada que controle y erradique la sepsis, así como una terapia local aplicada directamente sobre la úlcera, que consiste en realizar curas en cortos espacios de tiempo en función del exudado, en ambiente húmedo para que favorezca la granulación y cicatrización. Se pueden utilizar también otras terapias como los factores de crecimiento, la oxigenación hiperbárica. Es muy importante saber reconocer los signos de infección y realizar un correcto desbridamiento, así como conocer el arsenal de apósitos de los que disponemos y cuáles son sus características. Tenemos que tener en cuenta que en cada grado de lesión según Wagner, la úlcera presentará unas características y necesidades diferentes, por eso es muy importante saber identificar el grado en el que se encuentra y poder aplicar los cuidados correctos.

No debemos olvidarnos que las úlceras de pie diabético son procesos muy dolorosos y nuestra labor como enfermeras/os es controlarlo. Debemos proporcionar cuidados con tratamientos no farmacológicos y, siguiendo la prescripción médica, administrar los medicamentos con unas propiedades analgésicas que alivien el proceso doloroso.

10. BIBLIOGRAFÍA

1. Del Castillo Tirado RA, Fernández López JA, Del Castillo Tirado FJ. Guía de práctica clínica en el pie diabético. Archivos de medicina [Internet]. 2014 [citado 16 Agosto 2016]; 10(2:1):1-17. Disponible en:
http://www.archivosdemedicina.com/medicina-de-familia/gua-de-prctica-clnica-en-el-pie-diabtico.pdf

2. Grupo de Trabajo Internacional sobre el Pie Diabético (IWGDF, International Working Group on the Diabetic Foot) [Internet]. Guía práctica y específica para el tratamiento y la prevención del pie diabético. 2011 [citado 17 Agosto 2016]:1-17. Disponible en: http://iwgdf.org/map-es

3. Egea Fernández AF, Romero Estudillo E. Guía básica de enfermería para personas con diabetes en Atención Primaria. [Internet]. Madrid: Editorial de Publicaciones de INGESA: 1895. [10/07/2016]. Disponible en: http://www.ingesa.msssi.gob.es/estadEstudios/documPublica/internet/pdf/Guia_Basica_Enfermeria_Diabetes.pdf

4. Sibbald RG, Ayello EA, Alavi A, Ostrow B, Lowe J, Botros M et al. Screening for the High-Risk Diabetic Foot: A 60-second Tool. Adv Skin Wound Care [Internet]. 2012 [12/07/2016]; Volumen (25): 465- 476. Disponible en:
    http://woundpedia.com/wp-content/uploads/2012/10/Screening-for-the-High-Risk-Diabetic-Foot-A-60-Second-Tool.pdf

5. Gail Woodbury M, Sibbald RG, Ostrow B, Persaud R, Lowe JM. Tool for rapid and easy identification of high risk diabetic foot: validation and clinical pilot of the simplified 60 second diabetic foot screening tool. PLoS ONE [Internet]. 2015 [12/07/2016]; Volumen (10): 6. Disponible en: http://journals.plos.org/plosone/article?id=10.1371/journal.pone.0125578

6. International Working Group on the Diabetic Foot. Prevention and management of foot problems in diabetes: a Summary Guidance for daily practice 2015, based on the IWGDF Guidance documents. Diabetes Metab. Res. Rev. [Internet]. 2015 [24/06/2016]. Disponible en: http://iwgdf.org/guidelines/summary-guidance-for-the-daily-practice-2015/

7. Aguilar Diosdado M, Acosta Delgado D, Avila Lachica L, Barrera Becerra C, Carrascosa Salmoral MP, Cornejo Castilla M et al. Proceso asistencial integrado diabetes mellitus. [Internet]. 1º ed. Sevilla: Junta de Andalucía, Consejería de Salud; Marzo 2011. [16/07/2016]. Disponible en: http://www.juntadeandalucia.es/salud/export/sites/csalud/galerias/documentos/p_3_p_3_procesos_asistenciales_integrados_diabetes_mellitus/diabetes_mellitus.pdf

8. Grupo de Estudio de la Diabetes en Atención Primaria de Salud de la Societat Catalana de Medicina Familiar i Comunitaria. Diabetes Mellitus

tipo 2: Protocolo de actuación. [Internet] FMC. Disponible en: http://www.sediabetes.org/gestor/upload/file/00003582archivo.pdf

9. Hingorani A, LaMuraglia GM, Henke P, Meissner MH, Loretz L, Zinszer KM. The management of diabetic foot: A clinical practice guideline by the Society for Vascular Surgery in collaboration with the American Podiatric Medical Association and the Society for Vascular Medicine. J. Vasc. Surg. [Internet]. 2016 [14/07/2016]; Volumen 63 (3S-21S). Disponible en: http://www.jvascsurg.org/article/S0741-5214(15)02025-X/fulltext

10. Amin N, Doupis J. Diabetic foot disease: From the evaluation of the "foot at risk" to the novel diabetic ulcer treatment modalities. World Journal of Diabetes [Internet]. 2016 [20/07/2016]; Volumen (7): 153-164. Disponible en: http://www.ncbi.nlm.nih.gov/pmc/articles/PMC4824686/

11. Restrepo Medrano JC. Instrumentos de monitorización clínica y medida de la cicatrización en ulceras por presión y ulceras de la extremidad inferior. Desarrollo y validación de un índice de medida [tesis doctoral]. Alicante: Universidad de Alicante; 2010. Disponible en: http://gneaupp.info/wp-content/uploads/2014/12/40_pdf.pdf

12. Oliva Mompean F, Muñoz Boo JL, Manjon Collado M, Martinez Lao MT, Huerga Dominguez JC, Reina Galvez N et al. Diagnostico y tratamiento del pie diabético, ulceras por presión y ulceras venosas. Servicio de Cirugia General, Hospital Universitario Virgen Macarena y Área. Servicio Andaluz de Salud, Consejería de Salud. Sevilla: 2003. Disponible en: http://www.hospital-macarena.com/usr/home/hospital-macarena.com/web/images/file/profesionales/documentos_clinicos_interes/LIBRO_ULCERAS.pdf

13. Boada Valmaseda A, Amaya Baro M, Hernandez Lopez T. Pie diabético y manejo del dolor neuropático. Madrid: International Marketing and Communication, 2012. Disponible en:
https://enfermeria.lillypro.es/neurociencias/_assets/pdf/formacion-enferm.pdf

14. Canadian Association of Wound Care [sede Web]. Canada: Association canadienne du soin des plaies; 2016. Inlow's 60 second Diabetic Foot Screen, Diabetic Foot Screen [1]. Disponible en:
http://cawc.net/en/index.php/resources/60-second-diabetic-foot-screen/

15. Rincon Y, Gil V, Pachecho J, Benitez I, Sanchez M. Evaluacion y

tratamiento del pie diabético. Rev. Venez. Endocrinol. Metab. [Internet] 2012 [21/07/2016]; 10 (3): 12. Disponible en: http://www.scielo.org.ve/scielo.php?script=sci_arttext&pid=S1690-31102012000300008

16. Iglesias R, Barutell L, Artola S, Serrano R, (2014). Resumen de las recomendaciones de la American Diabetes Association (ADA) 2014 para la práctica clínica en el manejo de la diabetes mellitus. Diabetes Práctica, 5 (SuplExtr 2), 1-24

17. Martínez Gómez D. Cuidados del Pie Diabético. 2°ed. Madrid: Arán Ediciones; 2007.

18. Tejedor Hernández L. Prevención del pie diabético a través del autocuidado. Zaragoza: Escuela de Ciencias de la Salud. Universidad de Zaragoza; 2012.

19. Álvarez Hernández J. Identificación de factores que influyen en el proceso cicatricial en el pie diabético. En: Palacio de Congresos y Exposiciones de Galicia: Simposio Nacional VIII. Asturias; Hospital Universitario Príncipe de Asturias. 2010. Disponible en:
    http://www.gneaupp.es/app/adm/simposio-gneaupp/archivos/67_pdf.pdf

20. American Academy of Orthopaedic Surgeons. Cuidado del pie diabético (Care of the Diabetic Foot) [sede Web]. [Actualizada en Enero 2013; acceso 5 Mayo de 2016]. Disponible en:
    http://orthoinfo.aaos.org/topic.cfm?topic=A00698

21. Gago Fornells M, García González R. Cuidados de la piel Perilesional. Fundación 3M y DrugFarma, S.L.; 2006.

22. American Diabetes Association. El cuidado de los pies [sede Web]. [Actualizada en 9 Mayo 2015; acceso 23 de enero de 2016]. Disponible en:
    http://www.diabetes.org/es/vivir-con-diabetes/complicaciones/el-cuidado-de-los-pies.html

23. Cifuentes Hoyos V, Giraldo Hoyos A. Factores de riesgo para el pie diabético en pacientes con diabetes mellitus tipo 2. Medellín (Colombia): Grupo observatorio de la salud pública. Facultad de medicina. Universidad CES; 2010. Disponible en:
    http://bdigital.ces.edu.co:8080/dspace/bitstream/123456789/893/2/FACTORES%20DE%20RIESGO%20CAUSANTES%20D

E%20PIE%20DIABETICO.pdf.

24. Cordero A, Fácila L, Alonso A, Mazón P. Novedades en hipertensión arterial y diabetes de 2010. Rev Esp Cardiol [Internet]. 2011 [Acceso 19 de Junio de 2016]; 64 (Supl. 1): 20-9. Disponible en:
http://www.revespcardiol.org/es/novedades-hipertension-arterial-diabetes-2010/articulo/13190543/

25. De los Reyes Borrero PJ, Rivera González de Eiris AM, Maraví Olivan R. Manejo del pie diabético. Revista científica HYGIA de Enfermería. 2012; Año XIX (79): 29-41. [Consultado: 06/08/2016]. Disponible en: www.colegioenfermeriasevilla.es/Publicaciones/Hygia/Hygia79.pdf#page=29

26. Arariguana Zhigue NT. Manejo y clasificación según Wagner (modificada) en pacientes con pie diabético del hospital regional "Isidro Ayora" de Loja durante el periodo marzo-octubre 2014". TESIS ASH. 2015. Disponible en:
http://dspace.unl.edu.ec/jspui/bitstream/123456789/12792/1/TESIS.pdf

27. Castro G, Liceaga G, Arrioja A, Calleja JM, Espejel A, Flores J et al. Guía clínica basada en evidencia para el manejo del pie diabético. Med Int Mex [Internet]. 2009 [citado 29 Agosto 2016];25(6):481-526. Disponible en:
http://www.piediabeticoceped.com/mi%206-11%20guia.pdf

28. Velasco M. Aspectos diagnósticos y terapéuticos de las úlceras de las piernas. ACTAS Dermo-Sifiliográficas. 2011; 102(10): 780-790. [Consultado 31/08/2016]. Disponible en:
http://www.actasdermo.org/index.php?p=watermark&idApp=UINPBA000044&piiItem=S0001731011002766&origen=actasdermo&web=actasdermo&urlApp=http://www.actasdermo.org&estadoItem=S300&idiomaItem=es

29. Mass Basulto G, Cabrera Rodríguez T, Torres Torres F, Vidal Cabrera G, Moya Ávila A, Alonso Abad J. Efectividad del Heberprot P en la úlcera de pie diabético en un área de salud. Revista Finlay. 2014; 4(2): 85-88. [Consultado 14/08/2016]. Disponible en:
http://revfinlay.sld.cu/index.php/finlay/article/view/255/1297

30. Sell Lluveras JL, Miguel Dominguez I. Guía práctica para el diagnóstico y tratamiento del síndrome del pie diabético. Revista Cubana Endocrinología. 2001; 12(3): 188-197. [Consultado 17/08/2016].

Disponible en:
   http://bvs.sld.cu/revistas/end/vol12_3_01/end08301.pdf

31. Gómez Hoyos E, Levy AE, Díaz Pérez A, Cuesta Hernández M, Montañez Zorrilla C, Calle Pascual AL. Pie Diabético. Semin Fund Esp Reumatol [Internet]. 2012 [citado 25 Agosto 2016];13(4):119–129. Disponible en:
   http://www.elsevier.es/es-revista-seminarios-fundacion-espanola-reumatologia-274-articulo-pie-diabetico-S1577356612000309

32. American College of Foot and Ankle Surgeons (ACFAS) [Internet]. Diabetes y amputación de pies. [Citado 27 Agosto 2016]. Disponible en: http://www.acfas.org/content.aspx?id=1122

33. Rodríguez Blanco D. Intervención de enfermería en el proceso de protetización de los pacientes sometidos a una amputación. Universidad de Valladolid [Internet]. 2014 [citado 26 Agosto 2016]. Disponible en: https://uvadoc.uva.es/bitstream/10324/4438/6/TFG-H3

34. World Health Organization (WHO) [Internet].Directrices de la OMS sobre el tratamiento farmacológico del dolor persistente en niños con enfermedades médicas. 2012 [citado 28 Agosto 2016]. Disponible en: http://www.who.int/medicines/areas/quality_safety/3PedPainGLs_coverspanish.pdf

35. Muñoz Rodríguez A, Ballesteros Úbeda MV, Escanciano Pérez I, Polimón Olibarrieta I, Díaz Ramírez C, González Sánchez J, et al. Manual de protocolos y procedimientos en el cuidado de las heridas. Madrid: Hospital Universitario Móstoles; 2011.

13 ÚLCERAS VASCULARES

AUTORAS:
Alba Flores Reyes
Laura Delgado Márquez

Referencia: Flores Reyes A, Delgado Márquez L. Úlceras Vasculares. Notas sobre el cuidado de Heridas. Huelva: Molina Moreno Editores; 2016.

1 INTRODUCCIÓN.
El presente capitulo servirá como una ayuda para el día a día de los profesionales de enfermería, enfocado al contexto de las úlceras vasculares, debido a que se trata de un problema de gran magnitud.
También se pretende que éste sea un libro de fácil acceso, dinámico y útil para poder solventar las dudas y que ayude a llevar a cabo las directrices más correctas del cuidado integral de las personas que padecen úlceras vasculares, así como poder evitar la cronicidad, recidiva, e incluso la morbimortalidad basada en la mejor evidencia científica.
De este modo, se posibilita al profesional los conocimientos necesarios para prevenir, valorar, diagnosticar y tratar con criterios científicos este gran problema de salud.

2. CONCEPTOS
    2.1 DEFINICIÓN ÚLCERAS VASCULARES
La úlcera vascular es entendida como una lesión elemental con pérdida de sustancia cutánea, producida por alteraciones en la circulación, que afecta a las extremidades inferiores y que de forma frecuente se localiza en el tercio distal de la pierna. Este tipo de úlceras tienden a cronificarse, por lo que presentan un periodo de curación superior a seis semanas[1].

Dentro de aquellas úlceras vasculares encontramos dos tipos de úlceras por excelencia, las ulceras arteriales y las venosas, las cuales difieren en su etiología.

Las úlceras arteriales tienen su origen en un déficit de riego sanguíneo, a lo que se le puede sumar procesos isquémicos crónicos, siendo las placas arterioescleróticas la causa más importante de la obstrucción arterial en miembros inferiores; mientras que la úlcera venosa es aquella lesión que se origina por presencia de hipertensión venosa en el miembro inferior, siendo ésta provocada por la existencia de un reflujo de sangre de las venas perforantes avalvuladas[2,3,4].

2.2 SISTEMA ARTERIAL Y VENOSO

2.2.1. Sistema Arterial

La función de las arterias es la de distribuir la sangre a alta presión a los tejidos, por lo que sus paredes son gruesas. Esta sangre es rica en nutrientes y oxígeno[5].

2.2.2. Sistema Venoso

La circulación venosa de los miembros inferiores está constituida por dos sistemas, los cuales discurren en paralelo, dotados de unas válvulas unidireccionales en sentidos ascendente; el sistema venoso profundo y el sistema venoso superficial. Además existe un tercer sistema que sirve de conexión entre ambos[2].

2.3. ETIOLOGÍA

2.3.1. Úlcera Arterial

Hay numerosos factores que pueden influir en la aparición de una úlcera arterial, estos se pueden dividir en factores intrínsecos y extrínsecos. La asociación de dos o más de estos factores incrementa el riesgo de padecer una úlcera arterial, aunque debemos decir que la patología por excelencia que provoca la aparición de úlceras arteriales es la enfermedad arterial periférica.

La enfermedad arterial periférica (EAP) es una patología de muy difícil diagnóstico debido a que frecuentemente se presenta de la forma asintomática, por lo que es necesario un alto grado de sospecha[3,6].

La EAP se produce por un estrechamiento y endurecimiento de las arterias, lo que conlleva a una disminución del flujo sanguíneo, siendo los miembros inferiores los que se ven afectados con mayor frecuencia.

La causa principal de EAP es la arterioesclerosis, la cual es entendida como una enfermedad degenerativa de aquellas arterias elásticas y musculares, caracterizada por la formación de placas de ateroma, lo que provoca una disminución progresiva de la luz arterial con alteración del flujo y posible trombosis asociada, hemorragia intra – placa, ulceración del endotelio con embolización distal o degeneración aneurismática de la pared arterial con posible rotura de la misma[2].

La principal prueba para determinar la presencia de flujo arterial y sus características es el Doppler, técnica que requiere entrenamiento y que se encuentra sometida a importantes variaciones interobservador y, además, la mera constatación de flujo, no es indicativa de normalidad. Para evitar estas cuestiones y objetivar los resultados, se han estandarizado los índices de presión (cociente entre la presión arterial sistólica de la arteria a explorar y la arteria braquial, obtenidas ambas mediante un Doppler) siendo el más empleado el Índice Brazo Tobillo (ITB).

2.3.2. Úlcera Venosa

Según la evidencia disponible podemos decir que la Hipertensión Venosa Ambulatoria, secundaria a su vez a la disfunción en el cierre de las válvulas, como el elemento inicial de la fisiopatología de la úlcera venosa. En las zonas afectadas de la extremidad inferior existe una gran incapacidad para mantener aquel flujo centrípeto adecuado de retorno en situación de bipedestación.

La HTVA secundaria al flujo venoso y capilar enlentecido, provoca que los leucocitos se adhieran al endotelio capilar, disminuyendo cada vez más su luz. Cuando esta adherencia es estable e irreversible se produce una lisis del endotelio capilar con la consiguiente salida al espacio intersticial de los macrófagos, los cuales son sustancias mediadoras de la inflamación. La consecuencia final de este proceso es el infarto cutáneo y la úlcera.[2]

La insuficiencia venosa crónica primaria se encuentra más relacionada con la aparición de varices, una insuficiencia venosa crónica conlleva a una condición prolongada de circulación venosa incompetente. Cuando este sistema no funciona como debería, se producen alteraciones en las válvulas y por lo tanto el retorno venoso no se realiza adecuadamente dan lugar a que parte de la sangre se acumule en el tramo inferior provocando una dilatación de las venas superficiales por hiperpresión, las conocidas comúnmente como varices[7].

La insuficiencia venosa crónica secundaria o post-trombolítica, tiene una prevalencia superior a la a primaria pero menos capacidad resolutiva.

Cuando la trombosis se produce en el sistema venoso profundo, es decir, cuando se forma un trombo en el fondo de aquellas válvulas o en la desembocadura de las venas colaterales da como consecuencia la oclusión total o parcial de las venas del sistema profundo. Esto conlleva a un daño muy importante en la pared endotelial y las válvulas del sistema venoso, provocando unos importantes trastornos tróficos como la dermatitis ocre, hipodermitis inflamatoria o la propia úlcera; y graves secuelas al paciente que probablemente repercutirán en el resto de su vida[2].

3. CLASIFICACIÓN
3.1. ÚLCERAS ARTERIALES

Las úlceras arteriales son aquellas en cuyo origen existe una deficiencia de aporte sanguíneo en la extremidad afectada secundario a una arteriopatía generalmente crónica. Son especialmente sensibles a la infección y muy habitualmente aparecen en el pie y en el tercio distal de la pierna.

Se caracterizan por su pequeño tamaño, aparición sobre los planos óseos, posible bilateralidad con bordes bien delimitados, no sangrantes, con fondo costroso o placa necrótica seca en la superficie. Presentan pulsos ausentes, piel pálida, delgada, brillante, seca, con ausencia de vello, uñas engrosadas, descenso de temperatura, palidez a la elevación y eritrocianosis en declive.

El síntoma más característico en las úlceras vasculares es el dolor, que empeora en posición de decúbito. Este tipo de úlceras tiende a empeorar, bien debido a algún traumatismo añadido o como consecuencia de los malos cuidados locales[1,8].

3.2. ÚLCERAS VENOSAS

Las úlceras venosas representan la complicación más comprometida de la insuficiencia venosa crónica. Se definen como una pérdida de sustancia dermoepidérmica de las partes declives de la pierna, que no cicatriza espontáneamente y tiene una gran tendencia a la recidiva.

Si bien pueden aparecer en cualquier zona del tercio distal de la extremidad inferior, en el 90% de los casos se localiza en la cara lateral interna, la zona supramaleolar, la zona pretibial y en la cara lateral externa de la pierna. Suele estar precedida por un dolor puntiforme o prurito.

La piel que rodea la úlcera suele tener todos los signos de la dermatosis de la insuficiencia venosa: la pigmentación ocre, lipoesclerosis, la cianosis, induración e incluso la osificación. Predominan las formas ovales, de diferentes dimensiones, generalmente de un tamaño grande con bordes escavados y bien delimitados, y suelen ser unilaterales y exudativas[1,8].

4. FACTORES DE RIESGO

La población susceptible de padecer las úlceras vasculares tiene unas características muy definidas. Por lo general se trata de una población mayor de 65 años, con mayor incidencia en mujeres e insuficiencia vascular. Suele asociarse con los antecedentes siguientes: en mujeres embarazadas, obesidad, las lesiones traumáticas, desnutrición, una higiene inadecuada, temperaturas extremas, la hipertensión, diabetes, anemias, dislipemias, tabaquismo y movilización prolongada[1,9,10].

5. DIAGNÓSTICO

5.1. DIAGNÓSTICO DIFERENCIAL

Ante la presencia de un paciente con úlcera cutánea crónica, es importante la realización de una adecuada historia clínica en la que prestaremos especial atención a la presencia de factores del riesgo vascular, a la situación de movilidad del paciente y a sus antecedentes clínicos. Hay que preguntar por los síntomas asociados y la evolución, fijarse en el aspecto de la lesión, los bordes, el fondo y el tejido perilesional[9].

El problema es dilucidar si la causa es venosa o arterial, por lo que para confirmar la sospecha de enfermedad vascular se realizará arteriografía y Doppler[11].

5.2. INSPECCIÓN Y VALORACIÓN

La exploración física, siempre en bipedestación, permite determinar la presencia de los signos típicos de IVC, establecer la clasificación clínica y objetivar la presencia de posibles complicaciones[9].

En la EAP es típica la historia en la anamnesis de dolor en la zona gemelar que aparece al caminar una distancia más o menos constante, el cual cede con el reposo y vuelve a aparecer en la misma zona y a la misma distancia.

Debemos observar y registrar el color pálido de la piel, la temperatura, la presencia de lesiones, la ausencia de vello cutáneo y el estado de las uñas. La ausencia de pulso tibial posterior es el mejor discriminador aislado de la isquemia crónica[10].

5.2.1. Prueba ITB (Índice Tobillo-Brazo)

Es la prueba más eficiente y sencilla para poder documentar la existencia de enfermedad arterial periférica (EAP). En ella se relaciona la presión arterial sistólica obtenida en la arteria humeral con la presión arterial sistólica obtenida en las extremidades. (ITB: Presión arterial sistólica en el tobillo/ Presión sistólica en el brazo).[10]

El resultado se obtiene del siguiente modo:

- ITB derecho: Resultado de la mayor de las presiones sistólicas del tobillo derecho dividido entre la mayor presión arterial sistólica en el brazo (izquierdo o derecho).
- ITB izquierdo: Resultado de la mayor de las presiones sistólicas del tobillo izquierdo entre la mayor presión arterial sistólica en el brazo (izquierdo o derecho).
- ITB paciente: Resultado menor de los ITB anteriores[9, 10].

De este modo se considerará un ITB normal a los valores comprendidos entre 1,3 y 0,91. Mientras que la EAP será leve o moderada cuando su valor esté entre 0,90 y 0,51 y grave cuando sea igual o inferior a 0,50.

Un resultado superior a 1,3 es característico en pacientes con diabetes mellitus o insuficiencia renal crónica de larga evolución[3,12].

5.2.2. Arteriografía

La arteriografía es el método de diagnóstico invasivo por excelencia para visualizar el sistema arterial[13]. Permite el objetivar en plano la luz de las arterias e indirectamente, deducir el estado de su pared; nos objetiva el sector y la localización exacta donde se obstruye una arteria y se revasculariza de nuevo, informa del grado de desarrollo de las arterias colaterales existentes y orienta sobre la etiología del proceso[8,13].

5.2.3. Doppler

5.2.3.1. Ultrasonografía Doppler

El efecto Doppler permite la detección transcutánea no invasiva del flujo.

El sonido de una arteria periférica normal es trifásico o bifásico. Según aumenta la gravedad de la enfermedad arterial oclusiva, este contorno varía, y estas modificaciones son diferentes según la enfermedad se encuentre con preferencia proximal o distalmente a la sonda[12].

5.2.3.2. *Eco Doppler Venoso*

Con el desarrollo de la ecografía Doppler cambian los conceptos al dejar de valorarse los cambios de presión y utilizar en su lugar los cambios de velocidad[12].

Se trata de una técnica no invasiva basada en los cambios de frecuencia de ultrasonido que define una imagen de las estructuras vasculares (imagen ecográfica) y evidencia los flujos venosos para su correcto análisis (efecto Doppler)[8,9].

6. TRATAMIENTO

6.1. VALORACIÓN INICIAL.

Ante un paciente con una úlcera en las piernas deberemos en primer lugar proceder a la valoración del paciente en todos sus aspectos.

- Clasificar la úlcera. Úlcera de origen venoso o arterial.
- Tratar las enfermedades de base. Como la diabetes, hipertensión arterial, hiperuricemia.
- Valorar factores que inhiben una buena cicatrización. Abandonar el hábito tabáquico o prestar atención en caso de pacientes tratados con corticoides, antibióticos, antiinflamatorios, psicofármacos o anticancerosos.
- Mantener una nutrición adecuada.

6.2. TRATAMIENTO MÉDICO

6.2.1 Úlceras Arteriales

La primera indicación terapéutica será eliminar los factores de riesgo ya que los pacientes con EAP sintomática tienen un aumento de la mortalidad al cabo de 10 años 15 veces mayor que los pacientes sin EAP[2]. En segundo lugar se debe controlar la EAP propiamente dicha, en un intento de mejorar la circulación arterial.

- Estatinas.

La mayor evidencia científica del efecto beneficioso de las estatinas en personas con colesterol elevado añadido al contexto de una ulcera vascular se obtiene con la simvastatina y la atorvastatina.

- Antiagregantes plaquetarios.

Utilizamos tanto el ácido acetilsalicílico como el clopidogrel, este último ha demostrado ser más potente que la aspirina en la reducción de los eventos secundarios cardiovasculares. La combinación de clopidogrel con ácido acetilsalicílico podría ser superior a la monoterapia sola[2].

6.2.2. Úlceras Venosas

En cuanto al tratamiento médico y quirúrgico, solamente la pentoxifilina ha demostrado aumentar aquella cicatrización, el uso de diuréticos debe considerarse en cosos donde no sea posible o efectiva la terapia compresiva[14].

6.3. TRATAMIENTO QUIRÚRGICO

6.3.1. Úlceras Arteriales

Cuando se trata de una úlcera arterial se debe de corregir la falta de flujo sanguíneo mediante la revascularización o by-pass del miembro afectado. Si no es posible o fracasa se intentarán controlar aquellas consecuencias en la medida de lo posible y evitar su progresión a través de las medidas farmacológicas y control de los factores de riesgo.

La angioplastia transluminal percutánea es una técnica más reciente y menos invasiva que la anterior. Es un procedimiento poco invasivo que se usa para restituir una mejor circulación arterial en la parte inferior de la pierna gracias a la colocación de un stent en la parte de la arteria afectada, que impide que esta se estreche nuevamente[15].

6.3.2. Úlceras Venosas

La safenectomia es la técnica de elección para el tratamiento de las varices superficiales. El by-pass, la angioplastia y valvuloplastia están indicados solo en casos en que esté comprometido el sistema venoso profundo[16].

6.4 CUIDADOS DE ENFERMERÍA

6.4.1. Manejo de la Úlcera

- T. Control del tejido no viable.

En primer lugar haremos el control del tejido no viable, que en el caso de las úlceras arteriales dependerá de si se ha procedido a la revascularización o no del miembro afectado. De no haber sido así se tratará como una necrosis seca y solo emplearemos los antisépticos. Para aquellas úlceras arteriales revascularizadas y para las de origen venoso realizaremos la limpieza con suero salino y desbridaremos con cuidado el tejido desvitalizado.

- I. Control de la inflamación y de la infección.

En segundo lugar se debe prevenir la aparición de inflamación e infección, siendo esta última la complicación más frecuente. En el caso de las úlceras arteriales se debe proceder con antibioterapia sistémica si se detectan signos de infección y si se trata de una úlcera venosa rara vez produce una infección sistémica por lo que se debe tratar la infección de manera local a través de apósitos específicos para estos casos.

- M. Control del exudado.

En tercer lugar deberemos controlar también la producción de exudado. En el caso de las ulceras venosas es especialmente importante, ya que tienden a ser más exudativas. Emplearemos apósitos como espumas o alginatos, que absorben el exudado.

- E. Estimulación de los bordes epiteliales.

Por último, para la recuperación de los bordes epiteliales en las úlceras de origen arterial es necesario que se haya procedido a la revascularización. Hay que evitar el exceso de humedad y los apósitos que sean demasiado adherentes, los más recomendables son las siliconas. Las complicaciones más frecuentes en los bordes de la úlcera venosa son la maceración y los eritemas, provocado por un exceso de exudado. Se debe hacer un buen control de este para evitar la maceración y la aparición de zona eritematosas y nuevas ulceraciones[17].

6.4.2. Terapia Compresiva en la Úlcera Venosa

La terapia compresiva es la clave del tratamiento de la úlcera venosa. Permite reducir la hipertensión venosa, reduce los edemas y ayuda a la cicatrización. Actúa sobre el sistema venoso hemodinámico y sobre la microcirculación.

Consiste en un sistema que, mediante vendas o medias, consigue favorecer el retorno venoso gracias a la aplicación de una determinada presión ejercida progresivamente desde la parte distal hasta la proximal. Requiere un ITB mayor a 0.8 para descartar compromiso arterial en el miembro afectado[2]. Deben ser colocadas desde que se levante por la mañana, utilizarlas durante todo el día y retiradas al acostarse[17].

7. COMPLICACIONES

Respecto a complicaciones de las úlceras vasculares podemos encontrarnos principalmente con la infección, sin embargo hay otras complicaciones posibles como la varicoflebitis o la varicotrombosis, varicorragia, dermatitis e incluso como última instancia, la necrosis[18,19,20].

8. PREVENCIÓN

Se trata de evitar que se produzca la úlcera, y una vez que se han producido estas, dirigiremos todos aquellos medios a su tratamiento, curación, e instrucciones de autocuidado.

8.1. EDUCACIÓN Y CONTROL DESDE LA ATENCIÓN PRIMARIA

Desde Atención Primaria se lleva un seguimiento de todos los pacientes que presentan al menos una úlcera vascular o riesgo de padecerla y se aporta información educativa sanitaria con la finalidad de que los pacientes sean capaces de aplicarse autocuidados.

8.1.1. Obesidad

La obesidad es un factor de riesgo que perjudicará de forma que aumentará la resistencia a la insulina, dificultad para realizar actividad física, así como dificultad para la cicatrización de las úlceras al aumentar el peso. Lo que conlleva a una mala calidad de vida y mal control de la patología vascular con efectos negativos añadidos a la curación y posible empeoramiento[20].

8.1.2. Hipertensión Arterial (HTA)

La HTA es un factor de riesgo importante para la curación de las úlceras vasculares, debido a que aquella enfermedad hipertensiva incrementa la probabilidad de accidente cerebrovascular, infarto de miocardio, o muerte cerebrovascular. Por lo que debemos asegurarnos de los criterios de PA establecidos por la Asociación Americana de la Diabetes[21], en el que si está en 130-139/80-89 mmHg, se proceden a cambios en el estilo de vida, y si es > 140/90 mmHg, se deben instaurar tratamientos farmacológicos.

8.1.3. Glucemia

Cuando la glucemia no se encuentra entre los límites normales considerados según Barutell, Artola & Serrano "Glucemia basal y prepandial 70-130mg/dl; Glucosa postprandial: Menos de 180mg/dl, y A1C:7%". Puede originar complicaciones y problemas a la hora de la curación de las úlceras vasculares, por lo que se deben realizar controles y proporcionar educación sanitaria en relación a evitar hipo e hiperglucemias[22].

8.2. CUIDADOS Y RECOMENDACIONES GENERALES

8.2.1. Hábitos Higiénico Posturales

En cuanto a los hábitos higiénico posturales en los pacientes que presentan úlceras arteriales es necesario una serie de directrices[2,23]: Mantener calientes los miembros inferiores, mediante el uso de unos calcetines de lana, pero evitando las fuentes directas y extremas de calor; Elevar el cabecero de 10 a 15 cm; Evitar el uso de prendas ajustadas de cintura hacia abajo; Evitar la presión de la ropa de la cama en los pies; Mantener las piernas en posición declive; Evitar el vendaje compresivo.

Respecto a los hábitos higiénico posturales en los pacientes que presentan úlceras venosas es necesario que sigan las siguientes recomendaciones[2,24]: Evitar las fuentes directas de calor en los miembros; Evitar el uso de ropa ajustada; Mantener las piernas elevadas siempre que sea posible; Evitar la bipedestación estática o estar sentados demasiado tiempo.

8.2.2. Inspección

Es muy importante inspeccionar las piernas y los pies diariamente en busca de cambios en la anatomía, de color, temperatura, hinchazón, así como varices y dolor. Acudir al centro médico en caso de cambios en su estado.

8.2.3 Higiene y Aseo

Es fundamental el aseo diario de las piernas y pies para evitar posibles lesiones secundarias a la piel seca, como pueden ser grietas, callos, durezas, que pueden causar infección, abscesos o incluso celulitis. Se recomienda el uso de jabones con un Ph similar al de la piel que no ataque demasiado a la microflora bacteriana de la piel, y para su aplicación preferentemente usar una esponja o la mano con la finalidad de no irritar la piel[22], y ajustar la temperatura del agua finalizando con agua fría y un secado sin frotar. Finalmente es conveniente aplicar crema hidratante evitando los pliegues cutáneos[2].

8.2.4. Calzado

El principal consejo es el no caminar descalzo, debido a que pueden producirse daños en los pies y riesgo de golpes o a exposición a calor y frío. En cuanto a los zapatos, éstos no deben ser ni demasiado planos ni con tacón, si no anchos y aconsejablemente de una altura entre 3 y 4 cm. En cuanto al material, es preferible que sea de piel para que se adapte más al pie[25].

8.2.5. Ejercicio

Tanto para las úlceras arteriales como venosas es necesario realizar ejercicio de manera regular. Se recomienda andar como mínimo 4 veces por semana durante 30 minutos, alejándonos por tanto, del nocivo sedentarismo. Para la patología arterial se aconseja el ejercicio físico moderado (nadar, caminar, bicicleta). En la patología venosa se recomienda períodos de ejercicio cuando el paciente no note hinchazón, sin embargo en lo general reposo y elevación de los miembros.[25,2]

8.2.6. Asesoramiento Nutricional

Se recomienda seguir una alimentación equilibrada que contenga todos los nutrientes en cantidad y calidad suficiente para lograr un óptimo estado metabólico. Debiéndose reducir la sal y evitar los alimentos ricos en grasas y azúcares industriales[2,24].

Es necesario realizar una valoración nutricional de forma individualizada según edad y peculiaridades individuales, y en el caso de que el paciente no cubra sus requerimientos calórico-proteicos, se pueden incluir aportes de dichas carencias mediante suplementos energéticos como son la Vitamina A, C y E, antioxidantes, zinc y arginina[26].

8.2.7. Hábitos Tóxicos

El tabaco favorece la producción de enfermedades como la arteriosclerosis y del sistema inmunitario. Además la nicotina produce vasoconstricción arterial, lo que favorece la isquemia periférica activando la agregación plaquetaria lo que a su vez aumenta el tamaño de las placas de ateroma favoreciendo la producción de trombos. En cuanto al alcohol, afecta no sólo a las células cerebrales, sino al hígado, riñón y páncreas. Su consumo prolongado de alcohol además afecta dificultando el control de la presión arterial alta, originar unos problemas cardíacos, e incluso causar problemas neurológicos[27].

8.2.8. Otras Recomendaciones

Es necesario prestar especial atención a no exponerse directamente a radiadores o bolsas de agua caliente, mantas eléctricas, así como saunas o larga exposición al sol, ya que pueden empeorar el estado de las úlceras vasculares. Así como optar por masajes desde el tobillo hasta el muslo alternando agua caliente y fría para estimular la circulación.[24,22]

9. RESUMEN

En este capítulo abordamos las úlceras vasculares, las cuales son entendidas como lesiones elementales con pérdida de sustancia cutánea, producidas por alteraciones en la circulación que afectan a las extremidades inferiores y tienden a cronificarse.

Estas úlceras acogen principalmente a las úlceras arteriales y venosas, por lo que es imprescindible poder realizar un recuerdo anatómico y fisiológico del sistema arterial y venoso, así como contextualizar su etiología.

Del mismo modo, es primordial realizar una buena anamnesis, inspección y valoración de la herida, que junto a técnicas como el ITB, la arteriografía o el Doppler nos permitirá diferenciarlas y diagnosticarlas adecuadamente.

A continuación abordaremos los factores de riesgo, esenciales para poder realizar unos cuidados de calidad, ya que deberemos intentar corregir los que son modificables y que influyen en gran medida en el desarrollo de las úlceras.

Cuando se trata de una úlcera arterial se debe corregir la falta de flujo sanguíneo mediante aquella revascularización del miembro afectado con antiagregantes plaquetarios y estatinas. En el caso de las úlceras venosas se debe actuar sobre el edema y la hipertensión mediante terapia compresiva.

El manejo de la úlcera se hará desde el modelo TIME, basado en la preparación del lecho de la herida. En primer lugar haremos el control del tejido no viable, en segundo lugar se debe de prevenir la aparición de inflamación e infección, y en tercer lugar deberemos controlar también la producción de exudado para lo cual emplearemos apósitos como espumas o alginatos. Hay que evitar aquel exceso de humedad y los apósitos que sean demasiado adherentes.

La infección es una de las complicaciones más frecuentes y puede provocar la cronicidad de las heridas, sin embargo hay otras posibles complicaciones como son la varicoflebitis o varicotrombosis, varicorragia, dermatitis e incluso como última instancia, necrosis.

Finalmente, es fundamental adoptar unos hábitos higiénico-posturales que permitan prevenir la aparición de úlceras vasculares en pacientes de riesgo o favorecer la cicatrización en el caso de que ya hayan aparecido.

10. BIBLIOGRAFÍA

1. Gómez Ayala A.E. Úlceras vasculares. Factores de riesgo, clínica y prevención. Farmacia Profesional. 2008; 22 (6): 33- 38.

2. Contreras Fariñas R, Ibáñez Clemente P, Roldán Valenzuela A, Torres de Castro O.G. Guía de Práctica Clínica. Consenso sobre úlceras vasculares y pie diabético de la Asociación Española de Enfermería Vascular y –heridas (AEEVH). [Internet]. Segunda edición. Sevilla. AEEVH: 2014. [Actualizado 2014; citado 10 Sep 2016]. Disponible en:
http://www.aeev.net/pdf/AEEV%2035%20calidad%20web.pdf

3. Rodríguez Peralto J.L, Saiz A, Ortiz P. Dermatología Correlación Clínico

Patológica. 1ª Edición. Madrid: Grupo Merini;c2005. Capítulo 150, Úlceras venosas y arteriales; 621-626.

4. Clínica Universidad de Navarra. Diagnóstico y tratamiento de las ulceras varicosas en la clínica. [Internet]. Navarra. [Actualizado 2015; citado 10 Sep 2016]. Disponible en: https://www.cun.es/enfermedades-tratamientos/enfermedades/ulceras-varicosas

5. Dvorkin M.A, Duarte M. Bases Fisiológicas de la Práctica Médica. 14º Edición. Madrid: Editorial Médica panamericana; c2010. Capítulo 16. Sistema Vascular; 288-310.

6. Suárez C, Lozano FS, coordinadores, Bellmunt S, Camafort M, Díaz S, Mancera J, Carrasco E, Lobos JM. Documento de consenso multidisciplinar en torno a la enfermedad arterial periférica. 1.ª ed. Madrid: Luzán 5, S.A.; 2012.

7. Azcona L. Insuficiencia venosa. Prevención y Tratamiento. Farmacia Profesional. 2008; 22 (10): 36-40.

8. Roldán A. Úlceras vasculares [Sede Web]. Úlceras.net;2001 [actualizado 2015; acceso 8 sep 2016]. Disponible en:
http://www.ulceras.net/buscar.php?q=ulceras+vasculares

9. Bellmunt Montoya S., Díaz Sánchez S., Sánchez Nevárez I., Fuentes Camps E., Fernández Quesada F., Piquer Farrés N. Criterios de derivación entre niveles asistenciales de pacientes con patología vascular. Documento de consenso semFYC-SEACV. Aten primaria [Internet]. 2012 [acceso 8 sep 2016]; 44(9):555.e1-555.e11. Disponible en:
http://www.elsevier.es/es-revista-atencion-primaria-27-articulo-criterios-derivacion-entre-niveles-asistenciales-S0212656712000972

10. Romero Carro J.M. Enfermedad arterial periférica. Barcelona; Medical Dosplus, S.L.; 2010 [acceso 15 sep 2016]. Disponible en:
http://www.podologiaeuskadi.com/Enfermedad_arterial_periferica.pdf

11. Sánchez Neila N., Hermosa Gelbard A., Gómez LM., Vañó Galván S. Protocolo diagnóstico de las úlceras cutáneas. Medicine [Internet] 2014 [acceso 15 sep 2016]; 11(47).p.2800-2805. Disponible en:
http://www.elsevierinstituciones.com/ficheros/pdf/62/62v11n47a902691 31pdf001.pdf

12. De Benito Fernández L. Exploración arterial de los miembros

inferiores. Angiología [Internet] 2014 [acceso 20 sep 2016]; 56(3):287-293. Disponible en:
file:///C:/Users/KAPI/Downloads/S0003317004748804_S300_es.pdf

13. Asociación española de enfermería vascular y heridas. Barcelona: AEEV; 2012 [actualizado 2015; acceso 21 sep 2016]. Disponible en:
http://www.aeev.net/arteriografia.php

14. López Fresneña C, de Dios Duarte M.J, Avilés Serrano M, Esquinas Serrano S, Martín Alonso M.T, Torres González J.I. Manual CTO de enfermería. 6º ed. Madrid: CTO editorial; 2013.

15. Jozami S, Albertal M, Zaefferer P, Pfund G, Fabiani A. Servicio de cardiología intervencionista y terapéuticas endovasculares. Tratamiento de la isquemia crítica de miembros inferiores. Buenos Aires: Revista argentina de cardiología 2010; 78: 129-133. Disponible en:
https://www.researchgate.net/profile/Mariano_Albertal2/publication/45087819_Tratamiento_de_la_isquemia_critica_de_miembros_inferiores/links/0fcfd511b8efe4ee14000000.pdf

16. Salas C. Tratamiento de la insuficiencia (úlcera) venosa crónica. Medwave. 2011; 11(01). Disponible en:
http://www.medwave.cl/link.cgi/Medwave/Enfermeria/4845

17. Barón Burgos M.M, BenitezRamirez M.M, Caparros Cervantes A, EscarvajalLopez M.E, Martin Espinosa M.T. Ministerio de sanidad, servicios sociales e igualdad. Guía para la prevención y manejo de las UPP y heridas crónicas. Ministerio de sanidad, servicios sociales e igualdad. 1º edición. Melilla: 2015. Disponible en:
http://www.ingesa.msssi.gob.es/estadEstudios/documPublica/internet/pdf/Guia_Prevencion_UPP.pdf

18. Úlceras.net. Úlceras vasculares: Venosas [Internet]. Úlceras.net. 2016 [citado 22 Septiembre 2016]. Disponible en:
http://www.ulceras.net/monografico/103/91/ulceras-venosas.html

19. España G. Complicaciones de las varices [Internet]. Clinicazurbano.com.2014 [citado 22 Septiembre 2016]. Disponible en:
http://www.clinicazurbano.com/información-medica-clinica-vascular-madrid/entry/complicaciones-de-las-varices

20. Izaguirre Loroño M. Urgencias Vasculares [Internet]. Galdácano: Gobierno Vasco. Departamento de Sanidad; 2013 [citado 22 Septiembre

2016]. Disponible en: http://www.osakidetza.euskadi.eus/contenidos/informacion/hgal_urgencias_doc_encia/es_hgal/adjuntos/urgenciasVasculares13.pdf

21. Revista Española de Cardiología: Novedades en hipertensión arterial y diabetes de 2010. [Revista en internet] 2016 Julio. [Acceso 19 de Junio de 2016]; 64 (Supl. 1): Pp 20-9. Disponible en: http://www.revespcardiol.org/es/novedades-hipertension-arterial-diabetes-2010/articulo/13190543/

22. Martínez Gómez D. Cuidados del Pie Diabético. 2°ed. Madrid: Arán Ediciones; 2007.

23. Santiago González J. Úlceras en extremidades inferiores de etiología vascular y pie diabético. Universidad del País Vasco; 2013. Disponible en: https://addi.ehu.es/bitstream/10810/10319/2/Jessica%20Santiago%20Gonz%C3%A1lez.pdf

24. Martín Gil I. Guía rápida y póster sobre el manejo de úlceras venosas, arteriales y úlceras en pie diabético. Universidad Pública de Navarra; 2015. Disponible en: http://academica-e.unavarra.es/bitstream/handle/2454/18588/Irene%20Mart%C3%ADn%20Gil.pdf?sequence=1&isAllowed=y

25. Urgomedical.es. Prevención de úlceras vasculares [Internet]. Prevención de úlceras. 2016 [citado 22 Septiembre 2016]. Disponible en: http://prevencion-ulceras.urgomedical.es/prevencion-de-ulceras-vasculares/

26. García Burguillos M. Recomendaciones nutricionales en caso de úlceras por presión y heridas crónicas [Internet]. Sociedad Andaluza de Nutrición. 2010 [citado 22 Septiembre 2016]. Disponible en: http://sancyd.es/comedores/discapacitados/alimentacion.ulceras.por.presion.php

27. Asociación Española de Enfermería Vascular. Consenso sobre úlceras vasculares y pie diabético de la Asociación Española de Enfermería Vascular. 1° ed. Sevilla: AEEV; 2005. Disponible en: http://www.aeev.net/guias/consenso2005.pdf

14 ÚLCERAS DE EXTREMIDAD INFERIOR

AUTORAS:
Gloria Bermejo Pérez
Laura Delgado Márquez

Referencia: Bermejo Pérez G, Delgado Márquez L. Úlceras de Extremidad Inferior. Notas sobre el cuidado de Heridas. Huelva: Molina Moreno Editores; 2016.

1 INTRODUCCIÓN

Desde la aparición del hombre hasta nuestros días, el tema de los cuidados de las úlceras de extremidad inferior ha sido muy debatido. Estas úlceras han sido referenciadas en los textos más antiguos como es el "Papiro Ebers" (1500 a. C.) y en la obra "De Ulceribus" de Hipócrates.

Nuestro objetivo principal es dar a conocer el actual abordaje terapéutico de las úlceras de extremidad inferior por su alta prevalencia en la población, siendo una causa común de hospitalización y atención primaria. Lo hacemos destacando el papel de enfermería como identificador de riesgos, educador y cuidador, basándonos en técnicas con la más actual evidencia científica. Estas técnicas podrán servir como orientación en el desempeño diario del trabajo de los profesionales de enfermería, siempre enfocado desde la perspectiva bio-psico-social del paciente, con el fin último de su independencia, el cual es sinónimo de calidad de vida[1,2].

2 CONCEPTOS
2.1 DEFINICIÓN

Una definición correcta de la úlcera de la extremidad inferior es aquella que integra criterios biológicos, clínicos y evolutivos:

- Desde la perspectiva biológica, la úlcera es una lesión cutánea en la que las fases del proceso de cicatrización (inflamación, coagulación, proliferación y maduración) se encuentran, de forma parcial o en su totalidad, alteradas con respecto al proceso fisiológico normal.
- Desde la valoración clínica, es aquella lesión cutánea espontánea o secundaria a un traumatismo, que se localiza en el pie y/o la pierna y que no presenta signos clínicos de curación mediante el proceso fisiológico denominado "cicatrización por primera intención".
- Desde la vertiente evolutiva, es aquella lesión que no cicatriza en un intervalo temporal esperado, y que por tanto se cronifica[2].

2.2 ETIOLOGÍA

Disponer de una clasificación etiológica correcta de aquellas úlceras de extremidad inferior es fundamental para la eficacia del proceso diagnóstico y terapéutico.

Realizando una revisión bibliográfica, detectamos diversas clasificaciones etiológicas de las úlceras de extremidad inferior. Nosotros proponemos una clasificación considerando cuatro tipos de úlceras según su etiología: úlcera isquémica, venosa, neuropática y un cuarto grupo de úlceras secundarias a etiologías diversas (séptica, hematológica, neoplásica, farmacológica, etc). Las úlceras de los tres primeros tipos constituyen el 97% de todas las úlceras de la extremidad inferior, además de existir un mayor grado de conocimiento respecto a la etiopatogenia, fisiopatología y manifestaciones clínico-evolutivas[2].

2.3 EPIDEMIOLOGÍA

Las úlceras en miembros inferiores suelen presentarse especialmente en personas mayores, asociadas a las patologías como diabetes, hipertensión arterial, edad avanzada, un estado nutricional precario, los procesos arterioescleróticos, etc. Estas úlceras constituyen un problema de salud pública con gran repercusión socioeconómica y sanitaria debido a su elevada incidencia y prevalencia en la población a nivel mundial y su difícil manejo y cronicidad.

Las úlceras venosas representan entre el 70% y 90% del total de las úlceras de extremidad inferior. Por su parte, la diabetes mellitus (relacionada principalmente con las úlceras neuropáticas) es una enfermedad de una prevalencia elevada y creciente, con las estimaciones epidemiológicas de alrededor de 200 millones de diabéticos en el mundo en el año 2010, siendo su morbilidad y la mortalidad derivada de las propias complicaciones, situándose entre las enfermedades de mayor prevalencia en las afecciones vasculares periféricas[1,2].

3 CLASIFICACIÓN

Nos hemos basado en la siguiente clasificación al ser aquellas úlceras más prevalentes y conocidas en nuestra práctica clínica: las úlceras arteriales, venosas, neuropáticas (pie diabético), por acción mecánica (por presión) y las ocasionadas por infección, siendo estas últimas menos frecuentes aunque igual de importantes que las anteriores.

3.1 ÚLCERAS ARTERIALES

Tienen su origen en un déficit de riego sanguíneo, a lo que se le puede sumar procesos isquémicos crónicos, siendo las placas arterioescleróticas la causa más importante de obstrucción arterial en miembros inferiores. Para su diagnóstico, es fundamental una completa historia del paciente, explorar los pulsos de aquellos miembros afectados y poder practicar las pruebas complementarias necesarias. Se caracterizan por intenso dolor, úlceras de un tamaño pequeño, con bordes redondeados bien definidos, fondo seco y necrótico, etc.[3,4].

3.2 ÚLCERAS VENOSAS

Originadas por presencia de hipertensión venosa en el miembro inferior, siendo esta provocada por un reflujo de la sangre de venas perforantes avalvuladas. Se caracterizan por tener pulsos presentes, dolor moderado, úlceras con fondo normalmente rojo, localizadas normalmente en área supramaleolar interna…[5,6].

3.3 ÚLCERAS NEUROPÁTICAS (PIE DIABÉTICO)

Causadas mayoritariamente por Diabetes Mellitus (DM), teniendo el resto de etiologías una prevalencia mínima[6], por ello nos centramos en el pie diabético. El pie diabético es definido por la Sociedad Española de Angiología y Cirugía Vascular como "una alteración clínica, de base etiopatogénica neuropática, e inducida por una hiperglucemia mantenida, en la que con o sin coexistencia de isquemia, y previo al desencadenante traumático, produce lesión y/o ulceración del pie", siendo esta patología más desarrollada en personas con DM tipo 2. Las úlceras suelen ser indoloras por la disminución de sensibilidad a causa de la neuropatía[7].

3.4 ÚLCERAS POR ACCIÓN MECÁNICA (POR PRESIÓN)

Dentro de las úlceras por acción mecánica encontramos las úlceras por presión (UPP), la cual es definida por National Preassure Ulcer Advisory (NPUAP) y la European Pressure Ulcer Advisory Panle (EPUAP) como "una lesión localizada en la piel o en el tejido subyacente por lo general sobre una prominencia ósea, como resultado de la presión (incluyendo presión en combinación con la cizalla)". La aparición de las UPP y su intensidad dependen generalmente de la magnitud, duración y dirección de las fuerzas de presión, así como de otros factores relacionados con el ambiente y con la persona. Una UPP se produce por una irrigación sanguínea de la zona insuficiente como consecuencia de la presión a la que es sometida[8,9].

3.5 ÚLCERAS POR INFECCIÓN

Dentro de esta clasificación podemos encontrar aquellas úlceras que son provocadas por alguna infección, como son la tuberculosis cutánea y la lepra.

3.5.1 Tuberculosis Cutánea

La tuberculosis cutánea es una forma de tuberculosis extrapulmonar, causada por el Mycobacterium tuberculosis o bacilo de Koch[10,11]. Algunos tipos de lesiones que pueden dar lugar a la aparición de una úlcera son los siguientes:

   a) Chancro tuberculoso: Producido por una inoculación del germen en la piel en un individuo no infectado previamente de tuberculosis cutánea.
   b) Miliar diseminada: Esta forma clínica es infrecuente y el foco inicial puede ser meníngeo o pulmonar, presentándose por una invasión bacilar hematógena.
   c) Lupus vulgar: Se produce por vía exógena en aquel lugar de la vacunación o la primoinfección cutánea, o bien desde la vía linfática o hemática desde otro foco.
   d) Escrofuloderma: Provoca los abscesos y destrucción de la piel circuncidante. Es la forma más frecuente en nuestro medio[10].

3.5.2 Lepra

La OMS define a la lepra como una enfermedad infecciosa crónica causada por el bacilo Mycobacterium leprae, un bacilo de multiplicación lenta y acidorresistente, que afecta principalmente a la piel, nervios periféricos, mucosa de las vías respiratorias altas y ojos. Da lugar a la aparición de úlceras cutáneas claras con disminución de la sensibilidad al tacto, calor o dolor[12].

4 CUIDADOS

Los cuidados enfermeros son una pieza clave para la adecuada recuperación de una persona que presenta úlceras en los miembros inferiores. Sin unos cuidados adecuados, estas úlceras pueden empeorar en una gran medida, llegando incluso a ser necesaria una amputación.

A continuación vamos a desarrollar cada uno de los puntos que acoge el cuidado enfermero, siempre desde una perspectiva humanista, en la que entendemos al ser humano como un ser biopsicosocial.

4.1 VALORACIÓN

Para realizar una óptima valoración, es preciso el realizar una valoración integral de aquella persona, preferentemente contando con un equipo multidisciplinar para manejar cada aspecto del paciente y por tanto tratarlo en su globalidad.

La valoración integral acoge los siguientes puntos:

   a) Historia clínica, con examen físico completo, siempre prestando especial atención a los factores de riesgo y las enfermedades que influyen en el proceso de cicatrización.
   b) Valoración nutricional de manera periódica, asegurándonos que la

persona sigue una dieta adecuada, e introducir suplementos si fuera preciso, siendo estos compatibles con las características de aquella persona.
c) Valoración de los aspectos psicosociales, formas de afrontamiento y adaptación de aquella persona a la situación de salud que está atravesando.
d) Valoración del entorno de los cuidados, identificando al cuidador principal, valorando actitudes, habilidades, conocimientos, medios materiales y de apoyo social[4,8,13].

4.2 TRATAMIENTO

4.2.1 Úlceras Arteriales

- MEDIDAS GENERALES

En presencia de una úlcera arterial, hasta que la extremidad no esté revascularizada aceptablemente, aquella cura será seca, evitando en todo momento la infección. Se realizarán las medidas necesarias para minimizar el dolor, entre ellas, evitar vendajes compresivos. Además, debemos evitar colgar la pierna para que no se produzca edema.

Sin una revascularización que restaure aquella circulación arterial, las posibilidades de curación son mínimas, aumentando las de amputación[3].

- TRATAMIENTO FARMACOLÓGICO

Son varios los medicamentos empleados en los pacientes que sufren la Enfermedad Arterial Periférica (EAP) con el objetivo de prevenir la claudicación del miembro afectado y aumentar el riego de este, así como evitar en lo posible la aparición de eventos cardiovasculares. Entre ellos podemos destacar los inhibidores de la enzima de conversión de la angiotensina, las estatinas y los antiagregantes plaquetarios[3].

- TRATAMIENTO QUIRÚRGICO

La indicación de tratamiento quirúrgico (convencional o endovascular) de la EAP dependerá de la situación clínica del paciente y del territorio que necesita revascularización. Los pacientes con estadios avanzados de isquemia (grado III y IV de la clasificación de Fontaine) serán candidatos claros a la revascularización debido a su elevado riesgo de amputación. Ante necrosis ya instaurada y posterior revascularización de la zona o fracaso del tratamiento quirúrgico, se procederá a la limpieza de la úlcera si se ha conseguido una revascularización aceptable o a la amputación de zonas no viables cuando dicha revascularización no ha sido posible[3].

- MEDIDAS LOCALES

Debemos curar la úlcera con suero fisiológico y evitar antisépticos. En lesiones isquémicas está indicada la cura seca y no realizar desbridamiento cortante ni las curas húmedas hasta que aquel miembro haya sido revascularizado[4,5].

4.2.2 Úlceras Venosas

El tratamiento de las úlceras venosas es con frecuencia prolongado y en muchos casos resulta difícil establecer su evolución. El papel de enfermería es importante tanto en el control como en el seguimiento de los pacientes. Debemos tratar los factores predisponentes, evitar el factor desencadenante y prevenir el factor agravante[14].

- **MEDIDAS GENERALES**

Irán encaminadas a conseguir la cicatrización y prevenir la aparición de nuevas lesiones, para lo cual se efectuarán cuidados, medidas de prevención y recomendaciones para cada paciente según su situación en particular. Informaremos sobre los hábitos nutricionales e higiénicos aconsejados, la importancia de andar, descansar con las piernas elevadas, realizar vendajes compresivos, evitar exposiciones de calor, etc. y trataremos el dolor[15].

- **TRATAMIENTO FARMACOLÓGICO**

Aparte del tratamiento enfocado para tratar el dolor, el único tratamiento farmacológico que ha evidenciado efectos beneficiosos en la curación de la ulceras vasculares es la Pentoxifilina 800 mg. cada 8 horas.

Respecto al uso de antibióticos, se debe iniciar antibioterapia sistémica solo cuando hay evidencias de infección como en el caso de una celulitis[3].

- **MEDIDAS LOCALES**

Los dos principios generales son mantener el fondo de la úlcera limpio y utilizar medidas de compresión para reducir la hipertensión venosa. Debemos curar la úlcera con suero fisiológico, eliminar el tejido necrótico con un desbridamiento quirúrgico, enzimático o autolítico y controlar el exudado[15].

- **TERAPIA COMPRESIVA**

A través de una serie de medidas compresivas intentaremos favorecer el retorno venoso para que el proceso de cicatrización se optimice.

La compresión del miembro, siempre que no exista insuficiencia arterial, será una de las medidas más eficaces. Es imprescindible previamente realizar la medición del índice tobillo/brazo (ITB), y que este sea mayor a 0.8 nos dará la seguridad de no haber compromiso arterial.

El éxito del tratamiento de las úlceras venosas ocurre por la reabsorción del edema de las extremidades inferiores. Puede realizarse la terapia compresiva con vendajes, medias elásticas terapéuticas o por compresión neumática.[3].

4.2.3 Úlceras Neuropáticas (Pie Diabético)

Se desarrollan por toda una serie de factores desencadenantes, siendo el traumatismo el más común, junto con otros agravantes entre los que destacan la isquemia, la neuropatía y la infección[16].

- **MEDIDAS GENERALES**

En la valoración se debe identificar la causa subyacente de la úlcera para corregirla y eliminarla en la medida de lo posible. La revascularización arterial si existe isquemia es fundamental para la curación de la úlcera. Es imprescindible conseguir un control óptimo de glucemias, HTA, dislipemia

y abandono del tabaco, insistiendo en el tratamiento del déficit nutricional[16].
- **TRATAMIENTO FARMACOLÓGICO**

Irá enfocado al control del dolor. Los antibióticos tópicos, orales o intravenosos pueden ser usados en casos de infección y bajo prescripción médica[16].

- **MEDIDAS LOCALES**

En el cuidado de las úlceras de pie diabético debe hacerse hincapié en un desbridamiento radical y repetido, en una inspección frecuente y en el control bacteriano, así como en el equilibrio de la humedad para evitar la maceración. La preparación del lecho de la herida puede seguirse por el esquema TIME para el tratamiento de Úlceras de Pie Diabético (UPD):

- T: Desbridamiento de Tejido (Tissue debridement)
- I: Control de la Inflamación y de la Infección (Inflammation and infection control)
- M: Equilibrio de la humedad (selección del apósito) (Moisture balance)
- E: Avance de los bordes epiteliales (Epithelial edge advancement)[16].

Siguiendo la clasificación de Wagner para establecer criterios de derivación y tratamiento: Grados 0, 1 y 2 pueden ser tratados ambulatoriamente, y grados 3, 4 y 5 habría que ingresar al paciente en un centro hospitalario, consultando con un equipo para poder evaluar flujo, infección, apoyo y tratamiento local[17].

4.2.4 Úlceras por Acción Mecánica (Por Presión)
- **MEDIDAS GENERALES**

Es muy necesario tener una visión integral del paciente con UPP, no centrándonos solamente en la herida. De tal manera que nuestros objetivos irán encaminados a: optimizar al entorno para que se cure por segunda intención (incluyendo el alivio de la presión en toda la superficie corporal), preparar para la intervención quirúrgica según lo indique el estado clínico del paciente, o mantener confort en el paciente cuando la curación no es la prioridad[18].

- **MEDIDAS LOCALES**

El tratamiento local dependerá de la valoración previa de la lesión que nos indicará en qué estadio se encuentra y otros aspectos como tipo de tejido existente, presencia o no de infección o esperanza de vida del paciente. Es muy importante eliminar siempre la presión en la zona afectada y usar apósitos protectores. Si precisa, se realizará desbridamiento del tejido desvitalizado, realizando una limpieza de la úlcera con suero fisiosiológico antes y después del desbridamiento, debemos favorecer la cura en ambiente húmedo.

- UPP Infectadas

Los signos y síntomas de infección de la lesión son mal olor, inflamación de los bordes, un exudado purulento, dolor y estancamiento de la buena evolución. Localmente, enfermería dirigirá su actuación a eliminar la infección prestando los cuidados correctos de curas, desbridamientos y administrando medicación.

- Productos para el cuidado de las UPP.

El apósito a utilizar debe tener las siguientes características: el ser biocompatible, proteger la herida de agresiones externas, mantener el lecho de la herida húmedo, eliminar y controlar exudados y tejido necrótico mediante su absorción, ser adaptables a localizaciones difíciles, respetar la piel perilesional y ser de fácil aplicación y retirada.

Los productos de cura en ambiente húmedo se pueden clasificar en: Los poliuretanos, las espumas poliméricas o hidrocelulares, los hidrogeles, hidrocoloides, alginatos y enzimas[18].

4.2.5 Úlceras por Infección

Algunas patologías infecciosas como la Tuberculosis y la Lepra pueden derivar en la formación de las ulceras en varias localizaciones del cuerpo incluidas las extremidades inferiores.

Su tratamiento sistémico incluye la administración de diferentes antibióticos específicos para ambas enfermedades y para las infecciones oportunistas y/o las añadidas, y además algunos medicamentos que controlen aquella inflamación.

Una vez tratada la patología de base, la terapia local no se diferenciará de la utilizada para el resto las úlceras de miembros inferiores que hemos desarrollado en los epígrafes anteriores y que incluirá a modo de resumen lo siguiente: el lavado y limpieza de la úlcera con el suero fisiológico, el desbridamiento sea quirúrgico, enzimático o autolítico y si infección sobreañadida uso de apósito bactericida o antibiótico tópico (previo cultivo y antibiograma), aplicación de terapia tópica que favorezca la granulación y vascularización, oclusión y vendaje[19].

4.3 DESBRIDAMIENTO

Consiste en eliminar los tejidos no viables de la úlcera que interfieren en la cicatrización y cierre de la lesión. Los tejidos desvitalizados se identifican por su aspecto desestructurado, isquémico o negro-azulado.

Según el tipo de úlcera que estemos tratando (arterial, venosa, neuropática, por presión o por infección), se recomienda un tipo de desbridamiento u otro, evaluando, entre otros aspectos, la situación de salud del paciente (posibles trastornos de la coagulación, enfermos en una fase terminal de su enfermedad, etc.).

Entre los desbridamientos más utilizados se encuentran los siguientes, los cuales son compatibles entre sí para obtener mejores resultados:

- Quirúrgico: Es aquel que ha demostrado mayor eficacia en la

consecución de una curación completa de una úlcera. Se realiza retirando tejido desvitalizado con la utilización de bisturí, tijeras y/o pinzas estériles.
- Químico o enzimático: Consiste en la aplicación tópica de enzimas que producen hidrólisis del tejido necrótico superficial y ablandan la escara.
- Autolítico: Se trata de un proceso fisiológico que utiliza un apósito húmedo sobre aquella herida para ablandar y retirar el tejido desvitalizado.
- Terapia larval: Con larvas de mosca "Phaenicina Sericata" podemos conseguir un desbridamiento atraumático y relativamente rápido[3].

Según el tipo de úlcera, están indicados los siguientes desbridamientos:
- Úlcera arterial: Si aquel miembro no está revascularizado, no está indicado aquel desbridamiento quirúrgico. Si está revascularizado, puede realizarse desbridamiento quirúrgico, químico, autolítico y/o terapia larval.
- Úlcera venosa: Está indicado tanto el quirúrgico como el químico.
- Úlcera neuropática (de Pie diabético): Quirúrgico, químico y/o el autolítico.
- Úlcera por acción mecánica (Por presión): Quirúrgico, químico y/o autolítico
- Úlcera por infección: Según el estado de la lesión, elegiremos el tipo de desbridamiento que más se ajuste a la mejora del tejido.

Debe hacerse hincapié en un desbridamiento repetitivo en el caso de precisarlo, en una inspección frecuente y en el control bacteriano, así como equilibrar la humedad de la úlcera para evitar la maceración[3,6].

5 COMPLICACIONES

Entre las complicaciones podemos encontrarnos las siguientes:
- Edema: Produce dolor, la pérdida de movilidad y dificulta la cicatrización de la úlcera[3].
- Infección: Es la complicación más frecuente y una de las principales causas de la cronicidad de las úlceras. Dificulta la cicatrización, y si no se controla puede derivar a que la úlcera empeore provocando osteomielitis, necrosis y se deba amputar[3,20].
- Dolor: Es un síntoma de una elevada frecuencia en las úlceras de extremidad inferior. Suele indicar presencia de edema, infección y/o isquemia, entre otras[3,20].
- Amputación: El riesgo de amputación aumenta por existencia de isquemia, por la neuropatía periférica, por higiene y cuidados deficientes de la lesión y zona perilesional, por gangrena e infección

de una úlcera y por antecedente de úlcera o amputación. Además, la amputación está indicada en casos de necrosis de uno o varios dedos, gangrena digital o del antepié, dolor incontrolable con analgésicos, necrosis extensa e infección potencialmente mortal. Tras someterse a una amputación, aquellos pacientes suelen experimentar una mejoría en su salud general debido a que una infección grave ha sido solucionada. Los cuidados de enfermería tras la amputación deben ir dirigidos a la curación de la cicatriz del muñón, al control del dolor y a reducir las complicaciones y no retrasar la protetización del miembro por complicaciones locales en la piel o cicatriz del muñón[3,21].

6 DOLOR

El dolor es una experiencia sensorial y emocional desagradable asociada a daño tisular real o potencial, que se describe en términos de daño. Cuando se manifiesta, es muy importante eliminarlo ya que la calidad de vida del enfermo se puede ver muy afectada[21].

Entre las causas más comunes de dolor en el paciente con úlceras de extremidad inferior se encuentran la isquemia y la presencia de infección. A continuación veremos las características del dolor según algunos tipos de úlcera:

- Úlceras arteriales: El dolor de tipo isquémico puede clasificarse dentro del dolor crónico nociceptivo y suele caracterizarse sobre todo por presentarse en estado de reposo y sin ejercer presión sobre ella. Este tipo de úlceras provocan mucho dolor según el nivel de isquemia, agravándose en posición de decúbito.
- Úlceras venosas: Moderadamente dolorosas. Se pueden observar úlceras indoloras pero también otras muy dolorosas generalmente a causa de una infección.
- Úlceras neuropáticas: Normalmente son indoloras, producto de su fisiopatología. Por ello, normalmente el signo de dolor en un paciente con neuropatía es un signo de alarma (infección profunda o la osteomielitis). Puede clasificarse dentro del dolor crónico neuropático. Cuando existe, es constante, molesto y muy difícil de controlar, y es característico porque sobre todo duele por la noche.
- Úlceras por presión: El dolor es provocado por la presión e isquemia. Los cambios posturales frecuentes son ideales para evitar el dolor.
- Dolor del miembro fantasma: Se da en un 50% de amputados. Puede ser difuso en toda la extremidad o limitarse a la distribución de un nervio periférico. Suele aliviarse con vendaje del muñón o masaje suave[3,21].

Con el fin de elegir un correcto tratamiento, el dolor puede valorarse mediante escalas de valoración, como son la escala analógica-visual (EVA) o escala numérica análoga (ENA). Una vez seleccionada la escala a utilizar, utilizaremos siempre la misma para garantizar una coherencia en aquella valoración rutinaria[21].

El dolor puede tratarse con unas medidas farmacológicas (analgésicos, antidepresivos tricíclicos, antiepilépticos…), no farmacológicas (técnicas de relajación, la meditación, los masajes…) y/o el tratamiento quirúrgico (amputación…). En la misma línea, durante intervenciones y manipulación de las úlceras, debemos evitar todo estímulo innecesario que pueda producir dolor, y previo a las curas está muy aconsejada la analgesia tópica y/o transdérmica además de la analgesia que precise vía oral[20,21].

7 RECOMENDACIONES

Podemos establecer una serie de recomendaciones para los pacientes que padecen úlceras en extremidad inferior, las cuales ayudarán a la buena evolución del tratamiento pautado, recuperación y a la prevención de nuevas lesiones. Por ello, es de suma importancia que el enfermero/a comunique estos conocimientos al paciente tanto en hospitalización como en atención primaria o domicilio, además de realizarle un seguimiento periódico para valorar su estado, teniendo en cuenta aspectos como:

- Movilidad/reposo: Fomentar movilización que favorezca la buena circulación y evite rigideces articulares. En UPP realizar cambios posturales y emplear colchones especiales y cojines de protección.
- Alimentación/nutrición: Ha de ser variada, incluyendo 2 litros de agua al día.
- Inspección (Uñas): Importante dentro del cuidado de los pies. Está recomendado el uso de limas de cartón mejor que cortar.
- Higiene: Tras la higiene, el secar meticulosamente insistiendo en los espacios interdigitales evitando aquella humedad. Mantener la piel hidratada.
- Calzado: Debe ajustarse al pie, ser de piel, flexible, transpirable, sin costuras en el interior y con cierre de velcro o cordones, evitando ser apretado ni holgado.
- Glucemia: Controles periódicos en el caso de pacientes diabéticos.
- Ejercicio: Es muy aconsejable realizar ejercicio físico aeróbico con regularidad para mejorar la circulación sanguínea.
- Tabaquismo: El abandono del hábito conlleva a una mejora significativa de la insuficiencia arterial y, consecuentemente, de las úlceras[22,23,24].

8 SEGUIMIENTO

Es desde Atención Primaria donde enfermería puede jugar un papel muy importante en la prevención, tratamiento, seguimiento y curación de las úlceras, a través de períodos de cita programados dirigidos específicamente para aportar información educativa sanitaria y tratar la lesión si existe. Enfermería forma la base del control de los factores de riesgo asociados a las úlceras, demandando acciones que se adapten a cada tipo de úlcera y a cada paciente de forma individualizada, resaltando aquellos factores que pueden mejorar el proceso de cicatrización[24].

9 RESUMEN

El profesional de enfermería es un pilar fundamental en la educación, prevención, valoración, diagnostico, cuidados y posterior evaluación de resultados de las úlceras de extremidades inferiores, siendo el nexo de unión entre el paciente, su evolución, y el resto del equipo. Enfermería realiza un cuidado bio-psico-social de la persona ligado al último objetivo de obtener la independencia del paciente, ya que esto es sinónimo de calidad de vida.

Las úlceras de miembros inferiores representan un problema destacado para la salud pública al ser una patología tan frecuente. Los costos que genera en términos de deterioro de calidad de vida, pérdida de capacidad laboral y gasto de recursos sanitarios son muy altos.

Estas úlceras pueden darse por diferentes etiologías. Nos basamos en la siguiente clasificación al ser las más prevalentes y conocidas en el ámbito sanitario: úlceras arteriales, venosas, neuropáticas (Pie diabético), úlceras por presión y por infección. El 70-90% de úlceras crónicas en las piernas son úlceras venosas.

El primer paso para unos cuidados de calidad es la valoración, que debe ser integral y contando preferentemente con un equipo multidisciplinar. Una vez valorada y diagnosticada aquel tipo de úlcera, continuamos con el tratamiento de la herida, que cualquiera que sea su etiología, el esfuerzo va dirigido a alcanzar la adecuada cicatrización y la rápida incorporación del paciente a su ámbito social y laboral. En cuanto al tratamiento, enfermería se basará por una parte en aquel enfoque sistémico (administración de tratamiento farmacológico, medidas higiénico-dietéticas, posturales, etc) y por otra parte en la terapia local (limpieza de la lesión salvaguardando el confort del paciente, desbridamiento de tejido necrótico, manejo de la infección y elección del material apropiado).

Entre las posibles complicaciones de las úlceras en miembro inferior cabe destacar el edema, la infección, el dolor (normalmente por edema, infección y/o isquemia) y la necesidad de amputación. Para tratar el dolor, existen tratamientos no farmacológicos (relajación, meditación…), farmacológicos (analgésicos, antiepilépticos….) y quirúrgicos (la amputación…).

10 BIBLIOGRAFÍA

1. González Consuegra RV, Gómez Ochoa AM. Contexto social, biológico, psicológico, económico y cultural en personas con heridas en miembros inferiores. Av. Enferm [Internet]. 2008 [citado 15 agosto 2016]; 26(1): 75-84. Disponible en:
http://www.bdigital.unal.edu.co/17270/1/12887-34414-1-PB.pdf

2. Marinello Roura J. Úlceras de la extremidad inferior [Internet]. 2ª ed. Barcelona: Editorial Glosa, S.L; 2011 [actualizado nov 2011; citado 15 Agosto 2016]. Disponible en:
https://books.google.es/books?hl=es&lr=&id=WiWjUFRPIqkC&oi=fnd&pg=PA11&dq=2.%09Marinel,+J.+(Ed.).+(2005).+%C3%9Alceras+de+la+extremidad+inferior.+Editorial+Glosa,+SL.&ots=4UH9zWnDQe&sig=epGmeS8cEDCcXyvmHaXeRx2cP5g#v=onepage&q&f=false

3. Contreras Fariñas R, Ibáñez Clemente P, Roldán Valenzuela A, Torres de Castro OG. Asociación Española de Enfermería Vascular y Heridas. Guía de Práctica Clínica: Consenso sobre úlceras vasculares y pie diabético [Internet]. Segunda edición. Sevilla: AEEVH; 2014 [actualizado 2014; citado 30 Ago 2016]. Disponible en:
http://www.aeev.net/pdf/AEEV%2035%20calidad%20web.pdf

4. Jiménez García JF, Barroso Vázquez M, de Haro Fernández F, Hernández López MT. Servicio Andaluz de Salud. Guía de Práctica clínica para la prevención y cuidados de las Úlceras arteriales. Sevilla: Artefacto; 2009.

5. Hospital Universitario Ramón y Cajal. Dirección enfermera. Protocolos de cuidados Ulceras Vasculares [Internet]. Madrid. 2005. [actualizado Jun 2005; citado 29 Ago 2016]. Disponible en:
http://www.madrid.org/cs/Satellite?blobcol=urldata&blobheader=application%2Fpdf&blobkey=id&blobtable=MungoBlobs&blobwhere=1202756185571&ssbinary=true

6. López de Castro C, Herrero Callejo S, De Diego García S, López Nogales T, Rojas Mula J, López Fernández-Quesada T. Guía para la atención integral del paciente con heridas crónicas y úlceras por presión [Internet]. Segovia: Gerencia de Atención Primaria de Segovia; 2011 [actualizado 2011; citado 30 Ago 2016]. Disponible en:
http://bazar.fundacionsigno.com/documentos/proceso-asistencial-del-paciente/guia-para-la-atencion-integral-del-paciente-con-heridas-cronicas-y-ulceras-por-presion.-gerencia-de-atencion-primaria-de-segovia

7. Rumbo Prieto JM. Evaluación de las evidencias y calidad de las guías de práctica clínica de enfermería sobre deterioro de la integridad cutánea, úlceras y heridas crónicas [tesis doctoral]. A Coruña: Universidad de A Coruña, Departamento de Ciencias de la Salud; 2015.

8. Alepuz Vidal L, Benítez Martínez JC, Casaña Granell J, Clement Imbemón J, Fornes Pujalte B, García Molina P, et al. Guía de práctica clínica para el cuidado de personas con úlceras por presión o riesgo de padecerlas. Valencia: Generalitat Valenciana, Conselleria de Sanitat; 2012.

9. Grupo de trabajo de úlceras por presión (UPP) de La Rioja. Guía para la Prevención, Diagnóstico y Tratamiento de las Úlceras por Presión. Logroño: Consejería de Salud de La Rioja; 2009.

10. Ester Valle L. Dermatología General. Enfoque Práctico. 2ª Ed. Buenos Aires. Argentina: Dunken; 2012.

11. Pizzariello G, Fernández Pardal P, D'Atri G, Novac V, Uranga A. Espectro clínico de tuberculosis cutánea. Rev Argent Dermatol. 2008; 89: 177-187.

12. Organización Mundial de la Salud (OMS) [Internet]. Lepra. [Actualizado Abr 2016; citado 31 Ago 2016]. Disponible en: http://www.who.int/mediacentre/factsheets/fs101/es/

13. Fernández Sarratea MP. Manejo diagnóstico y terapéutico de las úlceras cutáneas crónicas infectadas. Jano: Medicina y Humanidades [Internet]. 2011 [citado 1 de Sep 2016]: 1767; 61-65. Disponible en: http://www.jano.es/ficheros/sumarios/1/0/1767/61/00610065_LR.pdf

14. Flores Valencia R. Manejo de las vasculopatías periféricas en atención primaria. Úlceras vasculares en extremidades inferiores. Ríos Gallegos, Argentina. 2011. p. 55. Disponible en: http://es.slideshare.net/roflova/ulceras-de-extremidades-inferiores

15. Hernández Martínez-Espasa E, González García FJ. Preparación del Lecho de la Herida. Úlceras vasculares y pie diabético. Smith & Nephew; 2004. p. 12-13.

16. Wounds international. International Best Practice Guidelines: Wound Management in Diabetic Foot Ulcers [Internet]. Londres, Reino Unido; 2013 [citado 3 de Sep 2016]. Disponible en: http://www.woundsinternational.com/media/issues/709/files/content_11

014.pdf

17. Del Castillo Tirado RA, Fernández López JA, Del Castillo Tirado FJ. Guía de práctica clínica en el pie diabético. Archivos de medicina [Internet]. 2014 [citado 30 Agosto 2016]; 10(2:1): 1-17. Disponible en: http://www.archivosdemedicina.com/medicina-de-familia/gua-de-prctica-clnica-en-el-pie-diabtico.pdf.

18. Granados Gutiérrez M. Begoña, González García FJ. Preparación del Lecho de la Herida. Úlceras por presión. España: Smith & Nephew; 2004. p. 12-13.

19. Gneaupp [Internet]. Lepra provoca úlceras cutáneas y daño neurológico. [Actualizado Ene 2016; citado 31 Ago 2016]. Disponible en: http://gneaupp.info/lepra-provoca-ulceras-cutaneas-y-dano-neurologico/

20. Arcediano V, Armans E, Barroso M, Carreño P, Fernández F, Martín Paradero V, et al. Conferencia Nacional de consenso sobre úlceras de la extremidad inferior. C.O.N.U.E.I.: EdikaMed S.L; 2009.

21. Bermejo Pérez G, Flores Reyes A. Pie Diabético. Notas sobre el cuidado de Heridas. Vol. 12. Primera Ed. Huelva: Molina Moreno Editores; 2016.

22. García Fernández FP, Montalvo Cabrerizo M, García Guerrero A, Pancorbo Hidalgo PL, García Pavón F, González Jiménez F, et al. Servicio Andaluz de Salud. Guía de práctica clínica para la prevención y cuidados de las úlceras por presión. Sevilla: Artefacto; 2009.

23. Servicio Andaluz de Salud. Consejería de Salud. Guía de prevención y cuidado de las úlceras arteriales para personas cuidadoras. 2009. Disponible en: http://www.repositoriosalud.es/bitstream/10668/1825/2/GuiaPrevencionYCuidado_UlcerasArteriales_2009.pdf

24. Grupo de Trabajo de Enfermería en JARA Atención Sanitaria. Planes de Cuidados de Enfermería en Atención Especializada: Estandarización en Extremadura [Internet]. 1ª Ed. Mérida: Servicio Extremeño de Salud, Dirección General de Asistencia Sanitaria; 2011 [actualizado Ago 2011; citado 3 Nov 2016]. Disponible en: http://respir20.diba.cat/sites/respir20.diba.cat/files/libro_planes_cuidados_especializada.pdf

SOBRE EL EDITOR

Diego Molina Ruiz es ante todo un estudioso de los temas Socio-Sanitarios de actualidad. Autor y editor de más de un centenar de libros científico-técnicos relacionados con la salud y el medio ambiente.

En la actualidad trabaja para el Servicio Andaluz de Salud y como profesor de la Universidad de Huelva, donde participa como investigador de proyectos del Fondo de Investigaciones Sanitarias (FIS).

También es Miembro del Comité de Ética Asistencial de Huelva, Revisor de la Revista ROL de Enfermería y Coach en deshabituación tabáquica.

EDITOR: *Diego Molina Ruiz*

AUTORES

Alba Flores Reyes (5 capítulos)
Juan Manuel Rodríguez Fuentes (2 capítulos)
Antonia María Campos Cazorla
Mireya Cano Barranco
Lucía Caballero Marcos
Ana Ríos Chaparro
Antonio López Cuesta
Miriam Pereira Martín
Emilio José Nadales Moral
María del Carmen Roldán Polo
Sonia Rivas Rius
Mª Mercedes Murillo Vázquez (3 capítulos)
Elena Sosa Cordobés
María Auxiliadora Gómez Pacheco
Javier García Gómez
Óscar Cabrera Jiménez
Gloria Bermejo Pérez (2 capítulos)
Laura Delgado Márquez (2 capítulos)
Diego Molina Ruiz (Editor)

EDITOR: *Diego Molina Ruiz*

TÍTULOS DE LA COLECCIÓN
Notas sobre el cuidado de heridas (15 Libros)

Libro 1: **HERIDAS AGUDAS.** *Notas sobre el cuidado de heridas. Vol. 1*
Libro 2: **QUEMADURAS.** *Notas sobre el cuidado de heridas. Vol. 2*
Libro 3: **HERIDAS TRAUMÁTICAS.** *Notas sobre el cuidado de heridas. Vol. 3*
Libro 4: **HERIDAS QUIRURGICAS.** *Notas sobre el cuidado de heridas. Vol. 4*
Libro 5: **HERIDAS CRONICAS.** *Notas sobre el cuidado de heridas. Vol. 5*
Libro 6: **HERIDAS INFECTADAS.** *Notas sobre el cuidado de heridas. Vol. 6*
Libro 7: **LESIONES CUTÁNEAS.** *Notas sobre el cuidado de heridas. Vol. 7*
Libro 8: **CUIDADO OSTOMÍAS.** *Notas sobre el cuidado de heridas. Vol. 8*
Libro 9: **CUIDADO TRAQUEOSTOMÍAS.** *Notas sobre el cuidado de heridas. Vol. 9*
Libro 10: **DERIVACIONES CUTÁNEAS.** *Notas sobre el cuidado de heridas. Vol. 10*
Libro 11: **ÚLCERAS POR PRESIÓN.** *Notas sobre el cuidado de heridas. Vol. 11*
Libro 12: **PIE DIABÉTICO.** *Notas sobre el cuidado de heridas. Vol. 12*
Libro 13: **ÚLCERAS VASCULARES.** *Notas sobre el cuidado de heridas. Vol. 13*
Libro 14: **ÚLCERAS EXTRIMIDAD INFERIOR.** *Notas sobre el cuidado de heridas. Vol. 14*
Libro 15: **COMPENDIO DE HERIDAS.** *Notas sobre el cuidado de heridas. Vol. 15*

EDITOR: *Diego Molina Ruiz*

Copyright © 2018 Diego Molina Ruiz

Edita: Molina Moreno Editores diegomolinaruiz@gmail.com

Diseño de portada: Diego Molina Ruiz

Imagen de portada: María López Zapata

Título de la obra: Compendio de Heridas

Libro número 15. /Nº de Páginas: 224

Serie: Notas sobre el cuidado de Heridas

Primera edición: 4/09/2018

Editor: Diego Molina Ruiz

All rights reserved / Todos los derechos reservados

ISBN: 9781720074250
SELLO: Molina Moreno Editores

Edición impresa en papel y ebook disponible en:
www.amazon.es y en las mejores librerías especializadas

Todos los derechos reservados. Este libro o cualquiera de sus partes no podrán ser reproducidos ni archivados en sistemas recuperables, ni transmitidos en ninguna forma o por ningún medio, ya sean mecánicos o electrónicos, fotocopiadoras, grabaciones o cualquier otro sin el permiso previo de los titulares del Copyright. Las imágenes han sido cedidas por los autores y se prohíbe la reproducción total o parcial de las mismas.

www.ingramcontent.com/pod-product-compliance
Lightning Source LLC
Chambersburg PA
CBHW071450220526
45472CB00003B/751